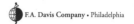

神经康复检查手册

Neuro Notes

Clinical Pocket Guide

编著　〔美〕克劳迪娅·芬德森（Claudia B. Fenderson）
　　　　〔美〕凌汶（Wen K. Ling）

主审　彭慧渊

主译　廖麟荣　高　峰　廖曼霞

U0217664

北京科学技术出版社

The original English language work has been published by: The F.A.Davis Company, Philadelphia, Pennsylvania

Copyright © 2009 by F.A.Davis Company. All rights reserved.

著作合同登记号　图字：01-2020-5953

图书在版编目（CIP）数据

神经康复检查手册 /（美）克劳迪娅·芬德森（Claudia B.Fenderson），（美）凌汶（Wen K.Ling）编著；廖麟荣，高峰，廖曼霞主译. —北京：北京科学技术出版社，2021.1

书名原文：Neuro Notes: Clinical Pocket Guide
ISBN 978-7-5714-1129-9

Ⅰ.①神… Ⅱ.①克… ②凌… ③廖… ④高… ⑤廖… Ⅲ.①神经系统疾病–康复医学–手册 Ⅳ.①R741.09

中国版本图书馆CIP数据核字（2020）第169810号

责任编辑：	刘瑞敏
责任校对：	贾　荣
图文制作：	永诚天地艺术设计有限公司
责任印制：	吕　越
出 版 人：	曾庆宇
出版发行：	北京科学技术出版社
社　　址：	北京西直门南大街16号
邮政编码：	100035
电　　话：	0086-10-66135495（总编室）　0086-10-66113227（发行部）
网　　址：	www.bkydw.cn
印　　刷：	北京捷迅佳彩印刷有限公司
开　　本：	710mm×1000mm　1/32
字　　数：	329千字
印　　张：	10.5
版　　次：	2021年1月第1版
印　　次：	2021年1月第1次印刷
ISBN 978-7-5714-1129-9	

定　　价： 68.00元

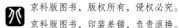

审译者名单

主　审　彭慧渊

主　译　廖麟荣　高　峰　廖曼霞

译　者（以姓氏笔画为序）

张　鑫　首都医科大学康复医学院

陈亚玲　首都医科大学康复医学院

洪文侠　广东省工伤康复医院

祖力亚尔·塔力甫　首都医科大学康复医学院

秦雪佳　宜兴九如城康复医院

袁智敏　宜兴九如城康复医院

高　峰　中国康复研究中心

廖曼霞　宜兴九如城康复医院

廖麟荣　宜兴九如城康复医院

审译者简介

主　审

彭慧渊

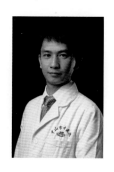

　　医学硕士，主任医师，现任广州中医药大学教授、硕士生导师，中山市中医院（广州中医药大学附属中山中医院）神经内科与康复科副主任。曾在南京军区南京总医院系统学习神经病学和神经介入技术。近年来主要致力于急慢性脑血管病及其介入诊治工作，主刀或参与各类脑血管介入手术 2000余台。兼任广东省医学会脑血管病学分会委员、广东省中医药学会脑病分会常务委员、广东省卒中学会缺血性神经介入分会常务委员等。以主要完成人获得中山市科技进步奖一等奖、三等奖各 1 次，已发表中文科技期刊学术论文 20 篇。

主　译

廖麟荣

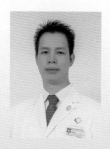

　　博士，副主任治疗师，副教授，硕士生导师
　　宜兴九如城康复医院康复部主任
　　香港理工大学物理治疗学博士
　　南京医科大学兼职副教授
　　赣南医学院硕士生导师
　　中华医学会物理医学与康复学分会康复治疗学组委员
　　中国康复医学会物理治疗专业委员会老年物理治疗学组主任委员、肌骨物理治疗学组副主任委员
　　主持广东省医学科研基金 1 项，主参科研项目多项，发表 SCI 论文 7 篇

高　峰

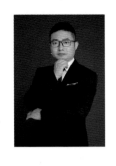

博士，主治医师

中国康复研究中心脊柱脊髓神经功能重建科主治医师

首都医科大学康复医学院讲师

国际脊髓学会（ISCoS）会员

中国医师协会毕业后医学教育康复医学专业委员会副总干事

中国医师协会骨科医师分会骨科康复治疗专业委员会副主任委员

中国社会福利与养老服务协会团体标准技术委员会副秘书长

北京康复医学会康复工程专业委员会委员

北京医师协会运动医学专科医师分会理事

廖曼霞

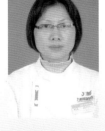

副主任治疗师

宜兴九如城康复医院重症康复治疗中心副主任

中国康复医学会物理治疗专业委员会物理因子治疗学组常务委员

中国康复医学会物理治疗专业委员会运动治疗学组常务委员

江苏经贸职业技术学院授课老师

作为核心成员曾参与省、市级立项科研项目 5 项；高职高专教材《理疗学》副主编，参编、参译康复医学专著 4 部；近年以第一作者在国家核心期刊发表学术论文 10 余篇。

译者前言

在我国，各大综合医院、康复专科医院及社区医院中的康复患者以神经系统疾病的患者为主。神经系统疾病病种多而复杂，而我国的康复治疗师主体比较年轻，神经康复检查经验较少且不系统，要快速掌握神经康复相关检查有一定难度。

《神经康复检查手册》是一本速查参考书，书中将神经系统疾病分为六大类，即儿科疾病、中枢神经系统非进展性疾病、中枢神经系统进展性疾病、周围神经损伤、多发性神经病变、脊髓损伤。本书每一类疾病用不同颜色来标识，方便快速检索。每一种疾病又详细介绍了疾病概述、医疗上的红旗征、物理治疗检查和疾病特异性检查，个别疾病还介绍了临床用药情况。其中，物理治疗检查为本书重点书写内容。

本书内容全面、丰富，既包括常见的神经系统疾病，如脑卒中、阿尔茨海默病、帕金森病、脊髓损伤等；也包括一些相对少见的神经系统疾病，如艾滋病、肌营养不良、Rett综合征、摇晃婴儿综合征、亨廷顿病、莱姆病和梅尼埃病等。书中对每一种神经系统疾病都提供一套完整的评估体系，方便快速筛查出患者的功能问题。同时本书也详尽地收集了丰富的插图、表格和评估方法，经过精心的编排使得林林总总的评估检查井然有序，相信本书对从事神经康复的医疗专业人员和医学生均有很好的指导作用。

能荣幸地把本书推荐给各位，希望本书能给使用的人带来些许帮助。同时，我们有一些不安，唯恐在翻译过程中会有个别内容表达不准确，甚至是错误的，在这里恳请各位读者能够批评指正。

最后，很荣幸邀请到中山市中医院（广州中医药大学附属中山中医院）彭慧渊教授作为主审，在此表示衷心的感谢！同时也要感谢各位译者的辛勤劳动及北京科学技术出版社编辑老师付出的努力！

廖麟荣　高　峰　廖曼霞

2020年11月

前　言

　　本书作为评估神经肌肉疾病的指南，可供物理治疗师、物理治疗专业在读学生和相关的医疗专业人士使用。请使用"简介"选项卡中的表格快速查找特定疾病／障碍及其相关的测试和测量方法。

　　除了书中所介绍的内容外，我们还在 Davis *Plus* 网站提供丰富的相关信息。在该网站，你可以找到多种疾病／障碍的神经学诊断测试和其他相关信息，包括特殊的评估方法、附加评估、鉴别诊断、预后、手术和转诊等方面的内容。同时，我们也提供物理治疗中常用的神经学术语词汇。

　　请访问 http://davisplus.fadavis.com 获取相关信息。

Claudia B. Fenderson

Wen K. Ling

目 录

第一章 简介

诊断、测试和测量目录

ICD-9-CM 编码		
疾病 / 障碍	ICD 编码	相关内容所在页码
急性感染性多发性神经炎（多发性神经病变）	357.0	283
酒精性神经病（多发性神经病变）	357.5	283
阿尔茨海默病	331.0	191
肌萎缩侧索硬化	335.20	196
动脉瘤（脑血管意外）	442	156
动脉栓塞和血栓（脑血管意外）	444	156
自主神经反射异常	337.3	300
贝尔麻痹	351.0	251
臂丛神经损伤	353.0	128
腕管综合征	354.0	263
中枢性前庭功能障碍	386.2	151
小脑变性	334.2	212
脑瘫	343	93
脑血管意外	427	156
脑震荡	850	173
发展性协调障碍	315.4	103
糖尿病神经病变（多发性神经病变）	357.2	283
妊娠期短（早产）和低出生体重相关的障碍	765	125
癫痫	345	110
全身抽搐型癫痫（全面性癫痫发作）	345.1	
失神发作（癫痫小发作状态）	345.2	
强直–阵挛（癫痫大发作状态）	345.3	
部分性癫痫，伴随意识障碍	345.4	

ICD-9-CM 编码

疾病 / 障碍	ICD 编码	相关内容所在页码
部分性癫痫，不伴有意识障碍	345.5	
不明原因的癫痫	345.9	
厄尔布麻痹	353.0	129
面神经功能障碍（面部肌无力或麻痹）	351	251
脊柱骨折伴脊髓损伤	806	299
吉兰 – 巴雷综合征	357.0	291
遗传性进行性肌营养不良	359.1	117
艾滋病	042	216，253
亨廷顿病	333.4	222
先天性脑积水	742.3	114
小儿脑瘫	343	93
其他原因不明的颅内损伤	854	173
宫内缺氧与新生儿窒息（缺氧缺血性脑病）	768	125
尺神经损伤	354.2	269
桡神经损伤	354.3	267
葛雷克病（见"肌萎缩侧索硬化"）	355.2	196
莱姆病	088.81	227
梅尼埃病	386.0	277
上肢单神经炎和多发性单神经炎	353	
腕管综合征	354.0	263
桡神经损伤	354.3	267
尺神经损伤	354.2	269
多发性硬化	340	232
肌营养不良	359.1	117
先天性遗传肌营养不良	359.0	
遗传性进行性肌营养不良	359.1	

ICD-9-CM 编码

疾病 / 障碍	ICD 编码	相关内容所在页码
其他疾病的多发性神经病	357	283
肿瘤		205
大脑	191.0	
额叶	191.1	
顶叶	191.3	
颞叶	191.2	
枕叶	191.4	
小脑	191.6	
脑和其他神经系统的肿瘤，良性	225	205
脑神经	225.1	
脊髓	225.3	299
其他特指的麻痹综合征	344.2	300
截瘫	344.1	
四肢麻痹，四肢瘫痪	344.00	
C1~C4 完全性	344.01	
C1~C4 非完全性	344.02	
C5~C7 完全性	344.03	
帕金森病	332	240
糖尿病多发性神经病	357.2	283
药物所致多发性神经病	357.6	283
其他毒性药剂所致多发性神经病	357.7	283
桡神经损伤	354.3	267
Rett 综合征	330.8	134
坐骨神经痛（感染性）	724.3	260
椎间盘移位	722.10	
椎间盘、髓核突出	722.10	
摇晃婴儿综合征	995.55	138
脊柱裂	741	139

ICD-9-CM 编码		
疾病 / 障碍	ICD 编码	相关内容所在页码
无椎体损伤证据的脊髓损伤	952	299
颈段	952.0	
背部（胸段）	952.1	
腰段	952.2	
损伤后蛛网膜下腔、硬脑膜和硬膜外出血	852	173
损伤后以及其他不明原因的颅内出血	853	
颅脑损伤	852	173
三叉神经痛	350.1	279
尺神经损伤	354.2	269
前庭系统眩晕综合征和前庭系统其他疾病	386.0	277
梅尼埃病	386.1	
其他不明原因的外周源性眩晕	386.2	
中枢性眩晕（中枢性前庭功能障碍）	386.3	151

测试和测量		
功能	工具	相关内容所在页码
有氧代谢能力和耐力	Borg 自感劳累分级（Borg's Rating of Perceived Exertion）	16
	🚶 能量消耗指数（Energy Expenditure Index）	15
人体形态学特征	体重指数（Body Mass Index, BMI）	17
	发育图表（Growth charts）	18 ~ 19
觉醒、注意力、认知和沟通	格拉斯哥昏迷量表（Glasgow Coma Scale）	20
	Galveston 定向遗忘测试（GOAT）或创伤后遗忘量表（Post Traumatic Amnesia Scale）	183
	🚶 儿童格拉斯哥昏迷量表（Pediatric Glasgow Coma Scale）	184
	Rancho Los Amigos 认知功能量表（Rancho Los Amigos Levels of Cognitive）	185 ~ 190
	简易精神状态量表（Mini Mental State Examination）	20

测试和测量		
功能	工具	相关内容所在页码
辅助和适应性器具	轮椅检查清单（Wheelchair Checklist）	Davis *Plus*
循环系统（动脉、静脉和淋巴）	水肿评定量表（Edema Rating Scale）	23
脑神经和周围神经完整性	脑神经评估（Cranial Nerve Assessment）	23～24
环境、家庭和工作（上班／上学／娱乐）障碍	环境建议（Environmental Recommendations）	35
步态、移动和**平衡**	Berg 平衡量表（Berg Balance Scale）	42
	平衡感觉相互作用临床测试（Clinical Test for Sensory Interaction in Balance）	45
	功能性前伸测试（Functional Reach Test）	40
	改良版平衡感觉相互作用临床测试（Modified Clinical Test for Sensory Interaction in Balance, M-CTSIB）	49
	多向伸展测试（Multidirectional Reach Test）	41
	单腿站立测试（One-legged Stance Test）	40
	♟ 小儿平衡量表（Pediatric Balance Scale）	55
	平衡与步态量表（Performance Oriented Mobility Assessment）	49
	闭眼直立测试（Romberg Test）	38
	Tandem（强化）闭眼直立测试［Tandem（Sharpened）Romberg Test］	39
	计时起立－行走测试（Timed Get Up and Go Test）	45
	Tinetti 跌倒效能量表（Tinetti's Falls Efficacy Scale）	60
步态、移动和平衡	4 项动态步态指数（4-Item Dynamic Gait Index）	61
	平衡与步态量表（Performance Oriented Mobility Assessment）	49
	计时步行测试（Timed Walking Tests）	61
皮肤完整性	压疮分类（Classification of Pressure Sores）	64

测试和测量		
功能	工具	相关内容所在页码
运动功能和协调性（运动控制和运动学习）	Rivermead 活动指数（Rivermead Mobility Index）	68
肌肉性能（肌力、爆发力和耐力）	ASIA 运动功能评定量表	310
神经运动发育和感觉统合	♟ APGAR 评分（APGAR scores） 成长与发育图（Growth and Development Chart）	Davis *Plus* 69
疼痛	♟ FLACC（面部、腿部、活动、哭泣、可安慰性）量表［FLACC（Face, legs, activity, cry, consolability）Scale］	77
	Ransford 疼痛体表描述图（Ransford Pain Drawings）	75
	通用疼痛评估工具（Universal Pain Assessment Tool）	76
反射完整性	反射分级（Grading Reflexes）	80
	改良 Ashworth 痉挛评定量表（Modified Ashworth Scale of Spasticity）	81
	♟ 原始反射和反应（Primitive Reflexes and Reactions）	82～85
自我照护和家庭管理	大小便控制检查表（Bowel and Bladder Control Checklist）	86
	Katz 日常生活活动指数（Katz Index of Activities of Daily Living）	90
通气、呼吸和换气功能	医学研究委员会呼吸困难量表（Medical Research Council Dyspnea Scale）	89
参与或重返到工作和生活中	环境检查表（Environmental Checklist）或环境、家庭和工作建议	35
	Katz 日常生活活动指数	90

测试和测量		
功能	工具	相关内容所在页码
疾病特异性测试和测量	♟ Eng（臂丛神经麻痹）恢复分类系统（Eng's System of Classification of Recovery of Brachial Plexus Palsy）	134
	Gubbay 运动能力测试（Gubbay Test of Motor Proficiency）	107
	Milani-Comparetti 运动发育筛查测试（Milani-Comparetti Motor Development Screening Test）	101
	腰骶神经根节段性神经分布（用于脊柱裂患者）[Segmental Nerve Supply of Lumbar and Sacral Nerve Roots (for Spina Bifida)]	145
	Duchenne 肌营养不良 Vignos 功能评定量表（Vignos Functional Rating Scale for Duchenne Muscular Dystrophy）	123
	脑卒中运动功能评定量表（Motor Assessment Scale for Stroke）	168～172
	脑卒中姿势评定量表（Postural Assessment Scale for Stroke）	Davis *Plus*
	修订版肌萎缩侧索硬化功能评定量表（Amyotrophic Lateral Sclerosis Functional Rating Scale-Revised）	202～204
	眩晕障碍量表（Dizziness Handicap Inventory）	275
	Kurtzke 扩展残疾状况量表（针对多发性硬化患者）[Kurtzke Expanded Disability Status Scale (for patients with MS)]	Davis *Plus*
	扩展残疾状况量表（Expanded Disability Status Scale, EDSS）	Davis *Plus*
	国际运动障碍学会统一帕金森病评定量表 [Movement Disorder Society—Sponsored Revision of Unified Parkinson's Disease Rating Scale (MDS-UPRDS) Version]	246～248
	脊髓损伤神经学分类国际标准（International Standards for Neurological Classification of Spinal Cord Injury）	Davis *Plus*
	主观周围神经病变筛查（Subjective Peripheral Neuropathy Screen）	289

第二章　神经肌肉疾病患者的物理治疗检查

感觉神经解剖学与病理学		
通路	**感觉**	**症状**
脊髓后柱	深触觉、两点辨别觉、振动觉、关节位置觉	同侧缺失
脊髓丘脑侧束	痛觉和温度觉	对侧缺失
脊髓丘脑前束	粗触觉	对侧缺失

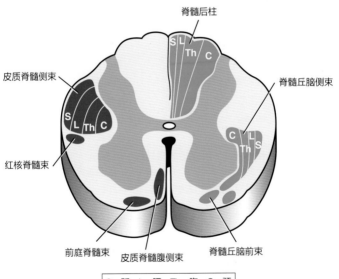

S：骶　L：腰　Th：胸　C：颈

运动神经解剖学与病理学

通路	功能	症状
皮质脊髓侧束	对侧肢体主动运动	痉挛、巴宾斯基征、协同运动
皮质脊髓腹侧束	同侧肢体主动运动	痉挛、巴宾斯基征、协同运动
红核脊髓束	屈肌的肌张力	痉挛
前庭脊髓束	同侧直立姿势与肌肉抗重力姿势	姿势障碍与平衡

自主神经系统功能

器官和系统	交感神经系统	副交感神经系统
瞳孔	扩大	缩小
唾液腺和泪腺	抑制唾液分泌和流泪	刺激唾液分泌和流泪
支气管（气道）	放松	紧缩
血管	收缩	
心脏	心跳加速	心跳减缓
胃肠道系统	抑制消化（减缓蠕动和减少消化酶分泌）	刺激消化（增加蠕动和扩张肠道血管）
肾上腺髓质	刺激肾上腺素和去甲肾上腺素分泌	
膀胱	松弛	紧张

医疗上的红旗征

红旗征（Red Flags）表示医疗紧急情况。如果出现以下体征或症状，停止检查和干预，立即寻求医疗救助。

- 呼吸或心律异常
- 血压（收缩压超过 200mmHg 或者低于 90mmHg；舒张压超过 110mmHg）
- 劳累引起的胸痛
- 阵挛发作
- 发绀
- 发汗（出汗过多）
- 剧烈的精神状态变化（突然定向障碍、思维混乱、嗜睡和昏睡）
- 剧烈的情绪变化（焦虑、恐惧）
- 肌无力危象：影响生命功能（如呼吸、吞咽）的肌无力
- 分流术患者出现恶心和呕吐
- 氧饱和度低于 90%
- 癫痫发作（持续 5 分钟以上；连续发作 2 次或 2 次以上，无意识恢复）
- 突发疾病
  - 共济失调发作
  - 血压变化（增加或减少）
  - 协调性改变
  - 肌张力变化（增加或减少）
  - 脉搏变化（由规则变成不规则；下降超过 15 次 / 分；超过年龄预期最大值的 75%）
  - 严重头痛
  - 无力、偏瘫或瘫痪
- 晕厥
- 短暂性瘫痪
- 视觉或语言障碍（发音含糊或声音嘶哑）

神经肌肉检查所用的工具

- 血压计
- 圆盘（两点辨别觉）
- 检测嗅神经的提取物（香草、柠檬）
- 手电筒
- Frenzel 眼镜
- 单丝测试套件
- 棉签或棉球（测试轻触觉）
- 叩诊锤（配有小刷和锋利 / 钝的金属部件）

- 实体觉测试材料（硬币、钥匙、回形针和 1 个棕色的小袋子）
- 听诊器
- 卷尺
- 压舌板
- 音叉（512Hz）
- 量角器

物理治疗检查

病史：	
出生日期：	年龄：
性别：男　女	婚姻状况：已婚　未婚　离异　丧偶
种族：	
主要语言：	
最高教育水平	
就业 / 学校：	
主诉：	
发病日期：	
优势手：左　右	
家庭支持 / 生活安排	
药物：	
草药补充剂：	
住院史：	
手术史：	
病史	
你抽烟吗？	如果是，多久一次？
你喝酒吗？	如果是，多久一次？
你使用毒品吗？	如果是，什么药？多久一次？
你使用非法静脉注射药物吗？	如果是，什么药？多久一次？

👤 注意事项：在讨论孩子的产前病史时，要谨慎提问，避免让父母觉得孩子的问题是他们的错。

医学筛查			
你是否经历过或被告知你有以下情况？			
	是 / 否		是 / 否
哮喘		慢性支气管炎	
肺气肿		呼吸急促	
胸痛		高血压	
心脏病		血凝块	
脑卒中		颅脑损伤 / 脑震荡	
头晕		晕厥	
癫痫发作		偏头痛 / 其他头痛	
关节炎		骨质疏松症	
痛风		癌症	
糖尿病		视力丧失	
耳部感染		听力减退	
过敏		药物依赖	
艾滋病		抑郁	
肾病		尿路感染	
肝炎 / 黄疸		甲状腺问题	
直肠 / 膀胱问题		贫血	
血液疾病		纤维肌痛	
怀孕		其他：描述	

医学检查

你进行过下列检查吗?

检查项目	是 / 否	结果
X 线		
计算机断层扫描（CT）		
磁共振（MRI）		
正电子发射计算机断层显像（PET）		
单光子发射计算机断层扫描（SPECT）		
超声		
骨扫描		
血液检查		
活检		
肌电图（EMG）或神经传导速度检查（NCV）		
心电图 / 压力测试		
其他（列表）		

生命体征

评估生命体征应该：

- 首先对所有患者进行基线检查
- 用于病情不稳定或有心肺并发症危险因素患者的所有疗程
- 用于评估治疗效果

体温		
脉搏	脉率	
	节律	
	特性	
呼吸频率		
血压		

正常体温为（37±1.5）℃；
老年人体温可能更低（35.8~36.4℃）。

年龄	脉搏（次/分）	呼吸频率（次/分）	收缩压（mmHg）	舒张压（mmHg）
早产儿	120~160	30~60	32~52	13~29
新生儿	100~160	30~60	50~70	29~45
3个月	100~160	30~60	65~105	34~68
6个月	110~160	24~38	70~118	50~70
1岁	90~150	22~30	66~126	41~91
3岁	80~125	22~30	74~124	39~89
5岁	70~115	20~24	79~119	45~85
10岁	60~100	16~22	92~132	53~83
14岁	60~100	14~20	100~140	60~90
成年人	60~90	12~20	95~119	60~79
老年人	60~90	15~22	90~140	60~90
检查结果				

惠允引自：Available at: http://www.emedicinehealth.com/pediatric_vital_signs/article_em.htm. Accessed January 16, 2007.

测试和测量
有氧代谢能力/耐力

- 在仰卧位、坐位和站立位，并且在休息、活动中及活动后检查血压、呼吸频率和心率（腕部、颈动脉处或足部）
- 如果可行，检查脉搏氧饱和度、血气、潮气量和肺活量
- 进行2分钟或6分钟步行测试
- 在步行测试或其他身体活动后，使用Borg自感劳累分级进行评估

Borg 自感劳累分级

指导患者在进行运动时，结合身体压力、努力程度和疲劳等感觉和知觉，对他们的劳累感进行评分。解释量表的范围是 6~20，其中 6 表示"完全不费力"，20 表示"精疲力竭"。

评分	描述	结果
6	完全不费力	
7	极其轻松	
8		
9	很轻松	
10		
11	轻松	
12		
13	有点吃力	
14		
15		
16		
17	很吃力	
18		
19	极其吃力	
20	精疲力竭	

惠允引自：Borg GA. Psychological basis of physical exertion. Med Sci Sports Exercise. 1982;14(5):377–381.

能量消耗指数	
步行心率（次／分）	
静息心率（次／分）	
行走速度（米／分）	
能量消耗指数（次／米） ［（步行心率－静息心率）÷行走速度］	

惠允引自：Rose J, et al. The energy expenditure index: A method to quantitate and compare walking energy expenditure for children and adolescents. J Ped Orthopedics, 1991;1(5):571–578.

👤 以步行 55 米的步行心率减去静息心率除以行走速度计算，记录为每米的心跳次数。

人体形态学特征

评估

■ 记录体重、身高和体重指数（BMI）

  ■ 体重过轻，BMI 小于或等于 18.5

  ■ 正常，BMI 为 18.5 ~ 24.9

  ■ 超重，BMI 为 25 ~ 29.9

  ■ 肥胖，BMI 大于或等于 30

惠允引自：Available at: http://www.nhlbisupport.com/bmi/bmicalc.htm. Accessed November 27, 2007.

体重（kg）	身高（m）	BMI（kg/m²）

■ 测量身体尺寸（肢体周长、头围、腿长、臂长和躯干长度）

■ 👤 儿童正常体重、身高和头围见下图：

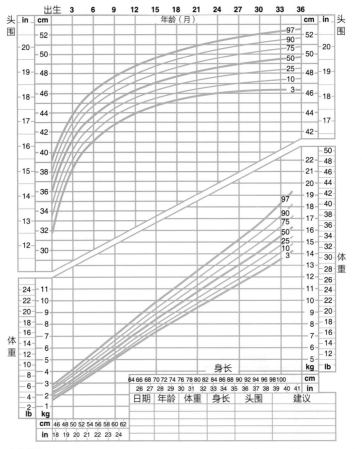

出生至 36 个月：男孩
与年龄相关的头围
体重与身长的百分位数

姓名：＿＿＿＿＿＿＿＿＿＿＿＿

记录：＿＿＿＿＿＿＿＿＿＿＿＿

神经康复检查手册

惠允引自：Available at: http://www.cdc.gov/nchs/data/nhanes/growthcharts/set1clinical/cj41c017.pdf. Accessed October 1, 2007.

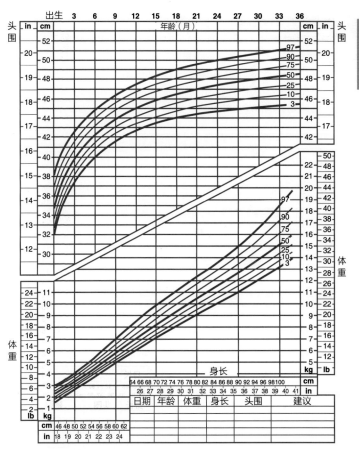

出生至 36 个月：女孩
与年龄相关的头围
体重与身长的百分位数

姓名：＿＿＿＿＿＿＿

记录：＿＿＿＿＿＿＿

第二章 神经肌肉疾病
患者的物理治疗检查

惠允引自：Available at: http://www.cdc.gov/nchs/data/nhanes/growthcharts/set1clinical/
cj41c017.pdf. Accessed October 1, 2007.

觉醒、注意力和认知

评估

■ 检查方法

　■ 格拉斯哥昏迷量表：（参见第四章）

　■ Galveston 定向遗忘测试（Galveston Orientation and Amnesia Test, GOAT）：（参见第四章）

　■ 修订的 Rancho Los Amigos 认知功能量表（参见第四章）

　■ 简易精神状态量表（Mini-Mental State Examination, MMSE）：评估认知、精神状态和定向（最高 30 分；>24 分为正常）

MMSE 检查项目
时间定向 "现在是几号?"
瞬时记忆 "请仔细听，我要说 3 个字，我说完后，你就重复。 准备好了吗? 它们是…… 苹果（停顿）、硬币（停顿）、桌子（停顿）。现在重复这些话。" （最多重复 5 次，但仅在第一次试验中得分）
命名 "这是什么?"（指铅笔或钢笔）
阅读 "请阅读并照它说的做。"（向患者展示检查表上的单词） 闭上你的眼睛

惠允引自：Reproduced by special permission of the Publisher, Psychological Assessment Resources, Inc., 16204 North Florida Avenue, Lutz, Florida 33549, from the Mini Mental State Examination, by Marshal Folstein and Susan Folstein, Copyright 1975, 1998, 2001 by Mini Mental LLC, Inc. Published 2001 by Psychological Assessment Resources, Inc. Further repro- duction is prohibited without permission of PAR Inc. The MMSE can be purchased from PAR, Inc. by calling (813) 968-3003.

评估

- 沟通
  - 确定主要语言
  - 请患者指向附近指定的对象（如门或窗），以评估会意能力
  - 让患者告知姓名、地址和职业，以评估表达性语言
- 时间、地点和人员的定向
- 回忆能力包括
  - 短期记忆：请患者复述 3 个不相关的词语，并在几分钟后背诵
  - 长期记忆：请患者说出 3 位美国前总统的名字（外国出生的患者可考虑其他选择）
- 运算能力：要求患者加、乘、减几个数字

儿童觉醒、注意力、认知和沟通

👤 另请参见本章后面的神经运动发育与感觉统合部分。

- 儿童格拉斯哥昏迷量表（Pediatric Glasgow Coma Scale）（参见第四章）

辅助和适应性器具

- 确定功能活动所需的辅助或适应性器具
- 评估部件、对线、装配和维护辅助或适应性器具的能力
- 评估使用适应性辅助器具时的安全性
- 评估轮椅转移技能
  - 平地和斜坡上的推动
  - 开门
  - 完成轮椅操作（如果轮椅适用）
  - 越过障碍物限制
- 👤 使用儿童残疾评定量表（网址：http://harcourtassessment.com/pedi）

循环系统（动脉、静脉和淋巴）

（后续章节中的"循环系统"）

评估

评估生命体征：

- ■ 首先进行基线检查（所有患者）
- ■ 用于病情不稳定或有心肺并发症危险因素患者的所有疗程
- ■ 评估治疗效果

根据患者病情的严重程度，考虑评估：

- ■ 仰卧位、坐位和站立位时的血压
- ■ 仰卧位、坐位和站立位时的心率、心律和心音（腕部、足部或颈动脉处）
- ■ 休息时、活动中和活动后的心率和血压
- ■ 活动后的自感劳累程度（参见"有氧代谢能力／耐力"中的 Borg 自感劳累分级）
- ■ 脉搏血氧饱和度
- ■ 仰卧位、坐位和站立位时测量上、下肢周长来评估水肿情况

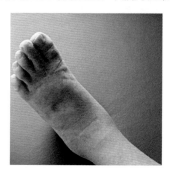

水肿评定量表		
分级	**描述**	**结果**
1+	轻压时，轻微凹陷，几乎看不见肿胀	
2+	中度加压时，凹陷小于 5mm，会迅速消退	
3+	重度加压时，5~10mm 的凹陷，停留很短时间；四肢明显肿胀	
4+	非常深的加压时，凹陷超过 10mm，持续很长时间；四肢明显肿胀	

脑神经和周围神经完整性

脑神经

■ 评估脑神经的运动和感觉功能

▎嗅神经

功能：嗅觉

测试：一次只测试一个鼻孔（压住另一个鼻孔）

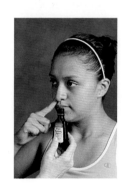

测试：使用 2 瓶人工提取物（如香草和柠檬）；让患者闻一闻并辨别气味

II 视神经

功能：视力

测试：一次只测试一只眼睛（遮住另一只眼睛）

测试：使用距患者 6m 的斯奈伦眼图（Snellen eye chart）

功能：视野

测试：直接站在患者面前，指导患者看你的鼻子；伸展手臂，使手指与患者的眼睛对齐；摆动每个象限的手指，问患者是否看到手指，如果看到就说"看到"

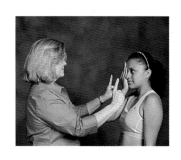

II 视神经和 III 动眼神经

功能：瞳孔对光反射

测试：用一束光在每只眼睛侧边照射；瞳孔应缩小

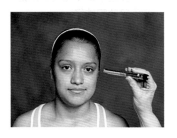

功能：辐辏反射

测试：指导患者看墙上的图片，然后看你的手指（距离患者的鼻子 20cm）；两眼应会聚

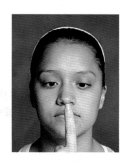

III 动眼神经
（通常与IV滑车神经和VI外展神经一起测试）

功能：支配6块眼外肌，打开眼睑，控制眼球的抬高、内收和下降

测试：注意眼睛向前方凝视时的位置；要求患者跟随你的手指（距离为手臂的长度）进行垂直、水平和对角线的移动

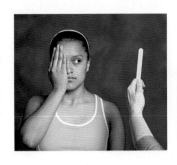

IV 滑车神经
（通常与III动眼神经和VI外展神经一起测试）

功能：上睑下降、眼球向内旋转及外展

测试：见动眼神经

V 三叉神经

功能：轻触面部

测试：用棉球轻触前额、脸颊和下巴（三叉神经的3个分支）

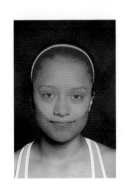

功能：温度

测试：用冷音叉和一小瓶温水测试前额、脸颊和下巴

功能：针刺

测试：向患者解释你将用针轻刺面部；测试前额、脸颊和下巴

功能：角膜反射

测试：向患者解释你将使用纸巾来触碰眼睛；指导患者向上和向对侧看；用纸巾轻轻触碰角膜（而不是巩膜）；双眼应闪烁；然后测试对侧

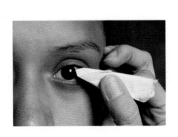

颞肌 / 咬肌

功能：咀嚼肌

测试：指导患者张开嘴然后咬下去；触诊颞肌和咬肌腹，并观察大小；注意任何不对称的情况

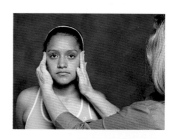

功能：下颌反射

测试：指导患者轻轻张开嘴；使用反射锤，轻叩放在下颌中部的手指；不应出现下颌抽搐或无力，两侧无偏差

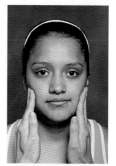

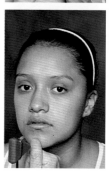

VI 外展神经

（通常与 III 动眼神经和 IV 滑车神经一起测试）

功能：侧眼运动

测试：见动眼神经

Ⅶ 面神经

功能：**舌头前 2/3 的味觉**

测试：**用蘸有咸水和甜水的棉签测试舌头前半部外侧的味道**

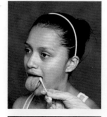

功能：**面部表情肌肉**

测试：**指导患者抬起眉毛（前额）**

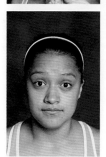

测试：**皱眉（皱眉肌）**

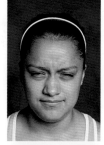

测试：**皱鼻子（降眉间肌和鼻肌）**

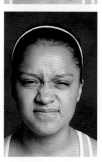

测试：紧闭双眼（眼轮匝肌）

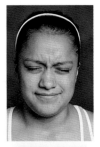

测试：微笑并露出上排牙齿（颧大肌）

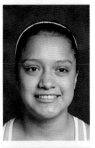

测试：噘嘴（口轮匝肌）

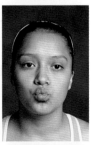

测试：将面颊紧贴牙齿（颊肌）

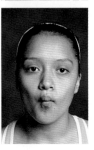

Ⅷ 前庭耳蜗神经（听神经）

功能：耳蜗支——听觉

测试：在安静的环境中，站在患者面前，手距离耳朵 2.5cm；反复摩擦手指的一侧，并让患者提示何时听到声音

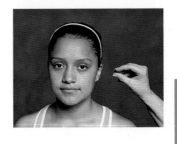

Rinne 测试：振动 512Hz 的音叉并将其放在乳突骨上；让患者提示何时不再听到声音；然后将音叉放在患者耳朵旁边，让患者提示是否听到声音以及声音何时消失；无法听到放在耳朵旁边的音叉声音时表明可能有传导性听力减退

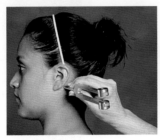 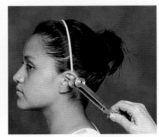

Weber 测试：将振动的音叉放在前额中央，让患者指出他们听到声音的位置；两边都应该听到同样的声音

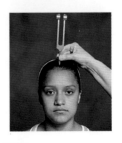

功能：前庭支平衡——眼球震颤、姿势控制与平衡

前庭–眼反射测试：让患者将注意力集中在鼻子上，头部屈曲 30°；小幅度快速将患者的头部旋转至一侧并停止；眼睛应保持聚焦在初始目标上

IX 舌咽神经

功能：舌头后 1/3 的味觉

测试：用蘸有咸水和甜水的棉签测试舌头后半部外侧的味道

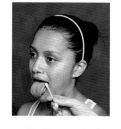

功能：吞咽

测试：要求患者吞咽口水

功能：咽反射

测试：用压舌器轻轻刺激软腭两侧，观察是否有咽反射

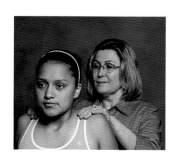

功能：发声（IX 吞咽神经和 X 迷走神经）

测试：听患者声音质量

X 迷走神经

功能：发声和吞咽（之前用 IX 舌咽神经测试过）

测试：参见舌咽神经

功能：自主神经系统

测试：评估血压和心率

XI 副神经

测试：检查肌肉力量、大小和对称性

功能：斜方肌

测试：让患者耸肩

功能：胸锁乳突肌

测试：要求患者将头转向两侧（转向右侧以测试左侧胸锁乳突肌）；施加阻力

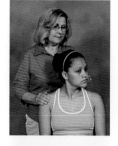

舌下神经

功能：舌部运动

测试：要求患者"伸出舌头"，舌头应对称，动作平稳；然后要求患者左右移动舌头

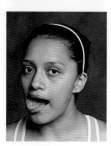

周围神经

注意事项

- 根据肌节检查脊髓运动神经，根据皮区检查脊髓感觉神经根受累的情况
- 根据周围神经支配模式检查周围神经损伤情况

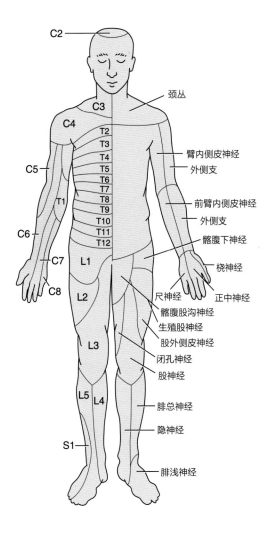

C2

C3

C4

颈丛

C5

臂内侧皮神经

外侧支

T1

前臂内侧皮神经

C6

外侧支

T2
T3
T4
T5
T6
T7
T8
T9
T10
T11
T12

髂腹下神经

C7

桡神经

C8

L1

尺神经

正中神经

L2

髂腹股沟神经

生殖股神经

L3

股外侧皮神经

闭孔神经

股神经

L5 L4

腓总神经

S1

隐神经

腓浅神经

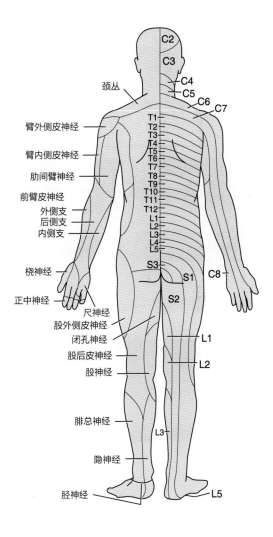

颈丛

C2
C3
C4
C5
C6
C7

臂外侧皮神经

臂内侧皮神经

肋间臂神经

前臂皮神经

外侧支
后侧支
内侧支

桡神经

正中神经

尺神经

股外侧皮神经

闭孔神经

股后皮神经

股神经

腓总神经

隐神经

胫神经

T1
T2
T3
T4
T5
T6
T7
T8
T9
T10
T11
T12
L1
L2
L3
L4
L5

S3
S1
S2

C8

L1

L2

L3

L5

评估

- 评估脊神经运动分布（临床相关肌节检查参见第八章）
- 评估周围神经感觉分布（根据病理学，先评估完整区域，然后在测试过程中根据特定周围神经的神经支配模式评估，并且要在视觉阻断下进行检查）
  - 针刺觉和钝觉的辨别
    - 用一个锋利的物体（如回形针的尖头）和一个钝的物体（如铅笔擦或回形针的钝头）随机触碰患者，看患者是否能准确区分物体

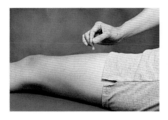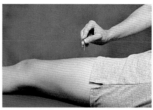

  - 轻触觉
    - 用棉签随机轻轻触碰患者，看患者是否能准确感知触碰的位置

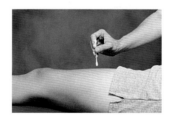

■ 温度觉

● 将试管（一个装满温水，另一个装满冷水）随机触碰患者皮肤，看患者是否能准确感知温度

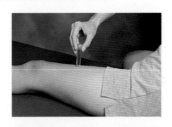

环境、家庭和工作（上班 / 上学 / 娱乐）障碍

（后续章节中的"环境、家庭和工作障碍"）

环境、家庭和工作建议		
类别	**待评估区域**	**建议**
通道	路面	平整、平坦、敞亮
	楼梯	将台阶高度调整为低于 17.5cm 将台阶深度调整为 27.5cm 以上
	扶手高度	将高度调整为 85~95cm
	扶手位置	在两侧安装扶手
	斜坡	每 30cm 长度需要 2.5cm 的高度 如果坡道长度大于 90cm，则需要设计一个平台进行休息
入口	门间隙	将外开门的空间调整为 1.5m×1.5m，内开门调整为 0.9m×1.5m
	门把手	根据患者的手功能调整门把手
	门槛	移除（如果有）
	门宽	调整至 80～85cm

环境、家庭和工作建议		
类别	**待评估区域**	**建议**
家具	沙发和椅子	使用与轮椅齐高的家具；座椅应牢固
照明	室内照明	使光线充足
	夜间照明灯	安装在走廊和房间
大厅	走廊宽度	调整到 90cm
烟雾和一氧化碳探测器、灭火器	烟雾探测器	安装在每层；每个睡眠区 1 个
	一氧化碳检测器	安装在每层；每个睡眠区 1 个；任何主要的燃气用具也装配 1 个
	灭火器	安装在厨房、车库、地下室和睡眠区
地板	地板表面	使用防滑表面
	小面积地毯	移除（如果有）
	大面积地毯	用地毯胶带固定
电器控制	开关和插座	易操作的
	开关类型	为控制受限的患者调整开关
里面的门	门把手	根据患者的手功能调整门把手
	门槛	移除（如果有）
	门宽	至少 80cm
加热装置	加热装置	隔热和屏幕关闭
卧室	床	保持固定并留出足够的转移空间
	床垫	调整轮椅高度，床垫要结实
	衣柜宽度	调整到至少 80cm
	衣柜架和杆	调整高度以方便进入
浴室	马桶座圈	调整高度以便于使用
	抓杆	厕所和浴室均需要安装
	浴缸长椅	为无力或平衡障碍的患者安装
	地板和浴缸表面	使用防滑表面
	淋浴喷头	添加手持控件

环境、家庭和工作建议		
类别	待评估区域	建议
浴室和厨房	水龙头	对手功能受限的患者进行修改
	热水管道	隔热管
	水槽	调整合适的高度
	水池下面的腿部空间	提供足够的无障碍空间
厨房	柜台	调整高度以方便使用
	炉子控制	使用前面有控制器的炉子。适用于手功能受限的患者
	壁挂式烤炉	调整到距地面 75~85cm
	洗碗机	使用带有可拉出搁板的前装载式洗碗机
	冰箱	使用双开门
	洗衣机和烘干机	使用前部装载和前部安装的控制装置
驱动	开关门，包括门锁	对手功能受限的患者进行修改
	驾驶员座椅	调整高度，确保从轮椅或转移板轻松转移
	轮椅或踏板车存放处	确保足够的存放空间
	驾驶能力	为手功能受限的患者调整方向盘、制动和加速系统

♦ 学校功能评估（School Function Assessment）：衡量幼儿园至 6 年级学生在教室、浴室、操场、课间、转场、用餐和交通中的表现。它包括所需的支持和帮助。
http://www.proedinc.com/Scripts/prodList.asp

第一章　神经肌肉疾病　患者的物理治疗检查

工效学和人体力学

工效学

评估

- 评估工作期间手的灵活性和协调性
- 评估工作期间的功能能力和表现
- 确定工作环境的安全

人体力学

- 在自我照护、家庭管理、工作、社区或休闲活动期间进行评估

步态、移动和平衡

平衡

- 在使用或不使用辅助、适应性、矫形和假肢器具的情况下，在功能活动中进行平衡评估
- 评估静态和动态平衡
  - 静态平衡测试
    - 闭眼直立测试
      - 患者站立，双脚并拢，眼睛睁开站 20 秒

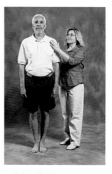

- 患者站立，双脚并拢，闭上眼睛
  站 20 秒
- 如果患者过度摇摆、迈出一步或
  跌倒，即提示阳性（表示平衡问题）

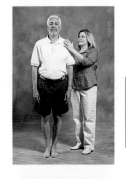

- Tandem（强化）闭眼直立测试
  - 患者采用两脚一前一后、足尖接
    足跟的直立姿势站立，眼睛睁开
    站 30 秒

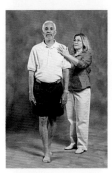

- 然后，患者采用两脚一前一后、
  足尖接足跟的直立姿势站立，闭
  上眼睛站 60 秒
- 如果患者过度摇摆、迈出一步或
  跌倒，即提示阳性（表示平衡问题）

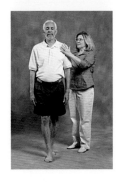

- 单腿站立测试
  - 手臂放在两侧，患者抬起一侧下肢，髋关节保持在中立位，膝关节屈曲90°，站30秒（抬起的下肢不能与另一侧下肢发生接触）
  - 然后患者用另一侧下肢重复测试
  - 如果患者的下肢相互接触或脚接触地板，检查者停止计时

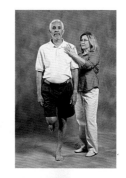

- 动态平衡测试
  - 功能性前伸测试（Functional Reach Test）（4 岁及以上）
    - 患者从舒适的站立位置尽可能向前伸展
    - 使用贴在墙上与肩部同高的标尺，检查者测量手臂从起始位到结束位之间的距离

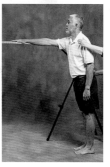

参考值			
年龄	男（in）	女（in）	结果
20～40 岁	16.7 ± 1.9	14.6 ± 2.2	
41～69 岁	14.9 ± 2.2	13.8 ± 2.2	
70～87 岁	13.2 ± 1.6	10.5 ± 3.5	

注：1 英寸（in）≈ 2.54 厘米（cm）。

惠允引自：Duncan PW, Weiner DK, Chandler J, et al. Functional reach: A new clinical measure of balance. J Gerontol. 1990;45:M192–M197.

● 多向伸展测试

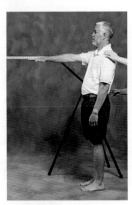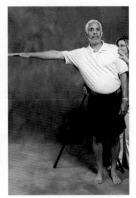

- 从舒适的站立姿势，在不移动脚或迈出一步的前提下，患者尽可能向前伸展、向后倾斜、向两侧伸展
- 使用固定在三脚架上或贴在墙上与肩同高的标尺，检查者测量患者伸出的示指的起始和结束位置

老年人参考值（平均年龄 74 岁）		
伸展方向	距离（平均值 ± 标准差）(in)	结果
向前	8.9 ± 3.4	
向后	4.6 ± 3.1	
右侧	6.2 ± 3.0	
左侧	6.6 ± 2.8	

注：1 英寸（in）≈ 2.54 厘米（cm）。

惠允引自：Newton RA. Validity of the multi-directional reach test: A practical measure for limits of stability in older adults. J Gerontol A Biol Sci Med Sci. 2001;56:M248–M252.

Berg 平衡量表

检查项目	分数	得分
从坐到站	4—不用手扶能够独立站起并能保持稳定 3—用手扶着能够独立站起 2—多次尝试后自己用手扶着站起 1—需要少量的帮助才能够站起或保持稳定 0—需要中等或大量的帮助才能够站起或保持稳定	
无支撑站立 2分钟	4—能够安全地站立 2 分钟 3—在监护下能够站立 2 分钟 2—在无支持的条件下能够站立 30 秒 1—需要多次尝试才能够站立 30 秒 0—无法独立站立 30 秒	
背部无支撑坐 着，但双脚 着地或放在 凳子上	4—能够安全地保持坐位 2 分钟 3—在监护下能够保持坐位 2 分钟 2—能坐 30 秒 1—能坐 10 秒 0—没有支撑不能坐 10 秒	
从站到坐	4—用手稍微帮助可以安全地坐下 3—借助双手能够控制身体的下降 2—用小腿后部顶住椅子来控制身体的下降 1—独立地坐，但不能控制身体的下降 0—需要帮助才能坐下	
转移（床↔ 椅子或椅子 ↔椅子）	4—稍用手扶就能够安全地转移 3—明确需要用手扶着才能够安全地转移 2—需要监护才能够转移 1—需要 1 个人的帮助 0—需要 2 个人的帮助	

Berg 平衡量表

检查项目	分数	得分
无支撑闭目站立（10秒）	4—能够安全地站立 10 秒 3—监护下安全地站立 10 秒 2—安全地站立 3 秒 1—闭眼不能达 3 秒，但站立稳定 0—为了不跌倒需要 2 个人帮助	
双脚并拢无支撑站立	4—独立并安全地站立 1 分钟 3—独立地将双脚并拢并在监护下站立 1 分钟 2—独立地将双脚并拢，但不能保持 30 秒 1—需要帮助将双脚并拢，但能够保持 15 秒 0—需要帮助将双脚并拢，但不能保持 15 秒	
站立位上肢向前伸展	4—能够安全地向前伸出 >25cm 3—能够安全地向前伸出 >12cm 2—能够安全地向前伸出 >5cm 1—上肢能够向前伸出，但需要监护 0—在向前伸展时失去平衡或需要外部支持	
站立位从地板上捡起物品	4—能够安全轻松地捡起物品 3—能够在监视下捡起物品 2—伸手向下达 2~5cm，且独立地保持平衡，但不能捡起物品 1—试着做伸手向下捡起的动作时需要监护，但仍不能捡起物品 0—不能试着做伸手向下捡起的动作，或需要帮助以免失去平衡或跌倒	
站立位转身向后看	4—从两侧向后看，重心转移良好 3—仅能从一侧向后看，另一侧重心转移较差 2—仅能转向侧面，但身体的平衡可以维持 1—转身时需要监护 0—需要帮助以免失去平衡或跌倒	

Berg 平衡量表

检查项目	分数	得分
转身 360°	4—在 4 秒内安全转身 360° 3—在 4 秒内仅能从一个方向安全地转身 360° 2—能够安全地转身 360°，但动作缓慢 1—需要密切监护 0—转身时需要帮助	
无支撑站立时，将脚轮流放在台阶或凳子上	4—能够安全且独立地站立，在 20 秒内完成 8 次 3—能够安全且独立地站立，完成 8 次需要超过 20 秒 2—在监护下不需要辅助装置能够完成 4 次 1—需要少量帮助能够完成 2 次以上 0—需要帮助以防止跌倒	
一脚在前、一脚在后，无支撑站立	4—能够独立地一脚在前、一脚在后（无间距）站立并保持 30 秒 3—能够独立地一脚在前、一脚在后（有间距）站立并保持 30 秒 2—能够独立地迈出一小步并保持 30 秒 1—向前迈步需要帮助，但能够保持 15 秒 0—迈步或站立时失去平衡	
单腿站立	4—独立抬腿并保持超过 10 秒 3—独立抬腿并保持 5～10 秒 2—独立抬腿并保持 3 秒或 3 秒以上 1—尝试抬腿，但不能保持 3 秒，但可以维持独立站立 0—不能抬腿或需要帮助以防跌倒	
（5 岁及以上）（最高分数 = 56；≤45 分提示老年人有跌倒的风险）		
总分		

惠允引自：From Berg KO, Wood-Dauphinee S, Williams JL, Gayton D. Measuring balance in the elderly: preliminary development of an instrument. Physiother Can. 1989;41:304–311.

- 计时起立 – 行走测试
  - 患者舒适地坐在有扶手的靠背椅子上
  - 患者站起，以正常步行速度向目标走 3m，转身而不接触放在地面上的标志物，回到椅子上，转身坐下
  - 检查者用秒表计时，从口头指示"开始"计时，到患者回到起始位置时结束
  - 患者进行 1 次练习并测试 2 次
  - 检查者记录测试平均值（秒）
  - 大多数健康成年人可以在 10 秒内完成测试
  - 对于虚弱的老年人或残疾患者，10～20 秒是可以接受的

平衡感觉相互作用临床测试（CTSIB）（适用于 4 岁及以上儿童和成年人）

指导患者站立，双臂交叉于胸部，双脚分开与肩同宽。患者应能在每种情况下保持 30 秒的平衡，允许进行 3 次测试。2 次或 2 次以上的跌倒被认为是站立平衡所需的感官信息缺失。如果患者迈步、展开手臂或睁开眼睛（在闭眼的情况下），测试将需要停止。

每种情况下的摇摆观察等级为：

1= 最低程度摇摆

2= 轻微摇摆

3= 中等程度摇摆

4= 跌倒

条件	测试条件	缺少条件	
1. 睁眼（基线）	视觉、前庭、躯体感觉		
2. 闭眼	前庭、躯体感觉	视觉	

条件	测试条件		缺少条件	
3. 使用头罩	前庭、躯体感觉		不准确的视觉反馈引起的感觉冲突	
4. 站立于平衡垫上；睁眼	视觉、前庭感觉		躯体感觉	

条件	测试条件	缺少条件	
5. 站立于平衡垫上；闭眼	前庭感觉	视觉和不准确的躯体感觉反馈	
6. 使用平衡垫和头罩	前庭感觉	不准确的视觉和躯体感觉反馈	

惠允引自：From Black FO, Wall C, Nashner LM. Effects of visual and support surface orientation references upon postural control in vestibular deficit subjects. Acta Otolaryngology. 1983;95:199-210.

　　使用前面所述相关的材料，进行条件 1、2、4 和 5 的检查（除了使用头罩条件）。

平衡与步态量表		
平衡		得分
1. 坐位平衡	0—在椅子上倾斜或滑动 1—在椅子上稍微倾斜，从臀部到椅背的距离稍微增加 2—稳定、安全、直立	
2. 从椅子上站起	0—没有帮助的情况下不能站起来 1—使用上肢帮助或需要 2 次以上尝试，能够站起来 2—不借助上肢的帮助，就能够站起来	
3. 瞬间的站立平衡 （前 3~5 秒）	0—不稳定，移动了脚，躯干明显摇摆，或抓住物体进行支撑 1—稳定，但要借助助行器、手杖，或躯干轻微摇摆，但不抓住物体就能自己支撑 2—稳定，不用借助助行器、拐杖或其他支撑物	
4. 站立平衡	0—不稳定 1—不稳定，但步距宽（脚跟间距超过 10cm），或使用拐杖、助行器或其他支撑 2—窄步距站立，无支撑	
5. 闭眼保持平衡（双脚尽量靠近）	0—不稳定 1—双脚分开，保持稳定 2—双脚并拢保持稳定，不需要抓住任何物体	
6. 转身（360°）	0—不稳定 1—稳定，但脚步不连续 2—无支撑；稳定，且脚步连续	

平衡与步态量表		
平衡		**得分**
7. 轻推胸骨（患者站立时双脚尽量靠拢，检查者轻推胸骨3次）	0—开始会跌倒，或检查者帮助保持平衡 1—需要移动双脚，但能够保持平衡 2—稳定	
8. 颈部旋转	0—不稳定 1—侧转颈部的能力下降，但没有摇摆或抓物体 2—能够将头部左右转动至少一半，并且能够将头部向后弯曲看着天花板	
9. 单腿站立平衡	0—不稳定 1—轻度摇摆或轻微移动脚步 2—能够单腿站立	
10. 背部伸展（要求患者向后倾斜，尽可能不要抓住物体）	0—无法尝试或看不到伸展 1—尝试伸展，但减少了活动范围 2—伸展性好，没有摇摆或抓物体	
11. 向上伸展（让患者尝试从架子上移开足够高的物体，以便要求患者向上伸展或用脚趾站立）	0—不稳定 1—能够取下物体，但需要通过抓住物体来保持平衡 2—能够在不抓住物体的情况下取下物体，并且能够保持平衡	
12. 弯腰（要求患者从地板上拿起笔等小物件）	0—无法弯腰，或弯腰后无法直立，或多次尝试直立 1—能够在一次尝试中获得物体并直立，但需要用手臂将自己拉起来或抓住某个物体以获得支撑 2—能够弯腰拾起物体，并且能够在一次尝试中轻松地站起来，而无须用手臂将自己拉起来	

平衡与步态量表		
平衡		**得分**
13. 坐下	0—不安全（错误判断距离；跌倒在椅子上） 1—使用手臂或动作不连贯 2—安全且动作连贯	
步态		
1. 起步（要求患者开始沿着走廊行走）	0—有迟疑；须多次尝试；起步不稳定 1—没有迟疑；起步正常	
2. 抬脚高度（前进几步后开始观察：先观察一只脚，然后观察另一只脚；从侧面观察）	0—摆动脚未完全抬离地面 1—摆动脚完全离开地面，不超过 2.5~5cm	
3. 步长（观察站立脚尖到摆动脚后跟的距离；从侧面观察；不要判断前几步或最后几步；一次观察一侧）	0—跨步的脚未超过站立的对侧脚 1—跨步的脚超过站立的对侧脚	
4. 步态对称性（观察中间步态，而不是前几步或最后几步；从侧面观察；观察每个摆动脚的脚跟和每个站立脚的脚趾之间的距离）	0—两侧步长不同，或患者每走一步均用同一只脚前进 1—在大多数步态循环中，两侧的步长几乎相同	

平衡与步态量表		
平衡		**得分**
5. 步伐连续性	0—在开始抬起一只脚之前，将另一只脚完全放在地板上；或完全停在两个台阶之间；或在循环中，步长不相等 1—当一只脚的脚后跟接触地板时，开始抬起另一只脚的脚后跟；在大步中没有中断或停止；在大多数循环中，步长相等	
6. 走路路径（从后面观察；在几步中观察一只脚；如果可能，观察与地板上线条的关系）	0—路径明显偏离到某一边 1—患者前进时，路径接近直线	
7. 躯干稳定（从后面观察；躯干的左右运动可能是正常的步态，需要与不稳定性相区别）	0—出现以上所有特征 1—身体不晃；膝部或背部不弯曲；不需张开双臂以保持稳定	
8. 步宽（从后面观察）	0—脚跟分开，步宽大 1—走路时两脚跟几乎靠在一起	
9. 转身	0—不稳定；开始转身前停止；步态不连续 1—稳定；步行时连续转身；步态连续	
总分	**最多 44 分**	

惠允引自：From Tinetti ME. Performance-oriented assessment of mobility problems in elderly patients. J Am Geriatr Soc.1986;Feb;34(2):119–126.

神经康复检查手册

姿势反应（儿童和成年人）

通过移动患者重心或支撑底座来测试这些反应：

■ 当患者处于非直立位置时，翻正反应负责将头部和躯干垂直对齐
■ 当平衡受到挑战时，平衡反应有助于将重心保持在支撑底座内

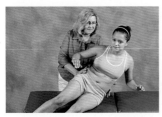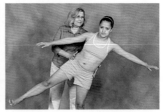

■ 当平衡反应不足以防止跌倒时，就会发生保护性伸展反应。它们应具有足够的速度和强度来防止跌倒

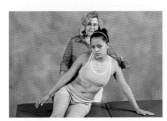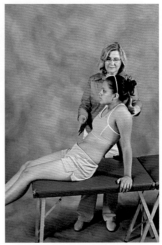

👶 当平衡反应不足以防止跌倒时，就会发生保护性伸展反应。它们可以在任何方向发生，并应具有足够的速度和强度来防止跌倒。婴儿发育情况如下。

■ 向前—6 个月：孩子坐着，如果重心发生变化，手臂会伸展以防止跌倒

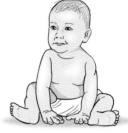

■ 侧向—8 个月

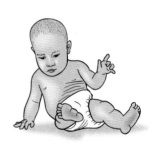

■ 向后—10 个月

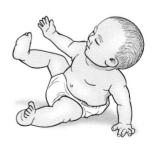

小儿平衡量表

	评分标准	得分
从坐到站 指令：举起手臂，站起来	4—不用手就能站立 3—能用手独立站立 2—几次尝试后能用手站立 1—需要少量帮助才能站立或稳定 0—需要中等或大量帮助才能站立	
从站到坐 指令：慢慢坐下来，不要用手	4—在用手稍微支撑的情况下能安全地坐下 3—用手控制下降 2—用腿背靠着椅子控制下降 1—独立坐下，但下降不受控制 0—需要帮助才能坐下来	
转移 指令：两把椅子（一把带扶手）成45°角，让孩子转到无扶手的椅子上，然后再转到带扶手的椅子上	4—能够在胳膊稍微支撑的情况下安全转移 3—能够安全转移；明确需要用手支撑 2—能通过口头提示和（或）指导转移 1—需要1个人帮助 0—需要2个人协助或监督（严密看护）以确保安全	
无支撑站立 指令：站立30秒，无须支撑或移动脚	4—能够安全站立30秒 3—在监督或指导下能站立30秒 2—能够在无支撑的情况下站立15秒	

小儿平衡量表		
	评分标准	得分
无支撑站立 指令：站立30秒，无须支撑或移动脚	1—需要尝试几次才能在无支撑下站立10秒 0—不能在没有帮助的情况下站立10秒	
背部无支撑坐着 指令：双臂交叉放在胸前坐30秒	4—能够安全、稳定地坐30秒 3—能够在监督下坐30秒或可能明确需要使用上肢来保持坐姿 2—能够坐15秒 1—能够坐10秒 0—在无支撑的情况下不能坐10秒	
无支撑闭目站立 指令：站着别动，闭上眼睛，保持眼睛闭着	4—能够安全站立10秒 3—能够在监督或指导下站立10秒 2—能够站立3秒 1—无法保持闭眼3秒，但能站稳 0—需要帮助来避免跌倒	
双脚并拢无支撑站立 指令：将双脚并在一起站立，并保持不动	4—能够独立将双脚并拢，并能安全站立30秒 3—能够独立将双脚并拢，并在监督或指导下站立30秒 2—能够独立将双脚并拢，但不能保持30秒 1—需要帮助才能双脚并拢站立，但能够双脚并拢站立30秒 0—需要帮助才能双脚并拢站立，但不能保持30秒	

神经康复检查手册

小儿平衡量表		得分
	评分标准	
双脚一前一后无支撑站立 指令：一只脚在另一只脚前面站立，脚跟碰脚尖	4—能够独立放置双脚，使一脚在前一脚在后，并保持站立 30 秒 3—能够独立地将一只脚放在另一只脚的前面并保持 30 秒；注意：步长必须超过静止脚的长度，站姿的宽度应大约为受试者的正常步幅 2—能够独立迈出小步并保持 30 秒，或需要协助将脚放在前面，但可以站立 30 秒 1—迈步需要帮助，但可以保持站立 15 秒 0—在迈步或站立时失去平衡	
单腿站立 指令：一条腿站立，只要他能坚持住	4—能够独立抬腿并保持 10 秒 3—能够独立抬腿并保持 5~9 秒 2—能够独立抬腿并保持 3~4 秒 1—尝试抬腿：不能保持 3 秒，但能单腿站立 0—无法抬腿或需要帮助以防跌倒	
转身 360° 指令：完整地转一圈，停下来，然后向相反方向转一圈	4—能够在 4 秒或更短的时间内单程安全旋转 360°（总共不到 8 秒） 3—能够在 4 秒或更短的时间内安全地在一个方向上旋转 360°，但完成另一个方向上的旋转需要超过 4 秒	

小儿平衡量表		得分
	评分标准	
转身 360° 指令：完整地转一圈，停下来，然后向相反方向转一圈	2—能够安全地旋转 360°，但较慢 1—需要密切监督（指导），或不断进行口头提示 0—转弯时需要帮助	
站立位转身向后看 指令：站立时脚固定，身体跟着物体移动，但脚不要动	4—从两侧向后看；重心转移包括躯干旋转 3—仅能从一侧向后看，包括躯干旋转；相反方向仅能转向侧面，没有躯干旋转 2—仅能转向侧面；没有躯干旋转 1—转身时需要监督（指导）；下巴移动到肩部的距离超过一半 0—需要帮助以免失去平衡或跌倒；下巴移动到肩部的距离不到一半	
站立位从地板上捡起物品 指令：将橡皮擦放在孩子前面，大约距离脚尖一只脚的距离	4—能够安全轻松地捡起橡皮擦 3—能够捡起橡皮擦，但需要监督（指导） 2—无法捡起橡皮擦，但距离橡皮擦 2.5~5cm，并独立保持平衡	

小儿平衡量表		
	评分标准	得分
站立位从地板上捡起物品 指令：将橡皮擦放在孩子前面，大约距离脚尖一只脚的距离	1—无法捡起橡皮擦；在尝试捡起物品时需要监督（指导） 0—无法尝试捡起橡皮擦，需要帮助以防失去平衡或跌倒	
无支撑站立时，将脚轮流放在凳子上 指令：将每只脚交替放在台阶凳上，直到每只脚接触凳子4次	4—能够独立、安全地站立；在20秒内完成8次 3—能够在无帮助下完成4次，但需要密切监督（指导） 2—能够在少量帮助下完成2次 1—需要帮助以保持平衡或防止跌倒 0—不能尝试	
站立位上肢向前伸展 指令：举起手臂，伸出手指，握紧拳头，在不移动双脚的情况下尽可能地向前伸展上肢	4—能够安全地向前伸出25cm以上 3—能够安全地向前伸出12.5cm以上 2—能够安全地向前伸出5cm以上 1—向前伸展，但需要监督（指导） 0—尝试时失去平衡，需要额外支持	
总分		

惠允引自：Franjoine MR, Gunther JS, Taylor MJ. Pediatric balance scale: A modified version of the Berg Balance Scale for the school-age child with mild to moderate motor impairment. *Pediatr Phys Ther.* 2003;15(2):114–128.

Tinetti 跌倒效能量表
（分数越高表明自我效能感或自信心越低）

从 1 到 10 分，1 分非常自信，10 分完全没有自信，你有多自信······

问题	圈出最佳答案
	最自信 ◄───► 最不自信
洗澡（盆浴或淋浴）	1 2 3 4 5 6 7 8 9 10
手伸进橱柜拿东西	1 2 3 4 5 6 7 8 9 10
准备饭菜（不需要携带重的或热的物品）	1 2 3 4 5 6 7 8 9 10
在房子周围散步	1 2 3 4 5 6 7 8 9 10
上下床	1 2 3 4 5 6 7 8 9 10
开门或接电话	1 2 3 4 5 6 7 8 9 10
坐到椅子上或从椅子上站起来	1 2 3 4 5 6 7 8 9 10
穿衣服或脱衣服	1 2 3 4 5 6 7 8 9 10
做轻松的家务	1 2 3 4 5 6 7 8 9 10
做简单的购物	1 2 3 4 5 6 7 8 9 10
得分	

惠允引自：Tinetti ME, Richman D, Powell L. Falls efficacy as a measure of fear of falling. J Gerontology.1990;45:239-243.

步态和移动评估

- 在平整路面、不平整路面、坡道、路缘和楼梯行走
- 在使用或不使用适应性器具、辅助性器具、矫形器或假肢器具时以自选速度行走
- 描述手臂摆动、脚踝、膝部、髋部、躯干和头部运动
- 记录步频、步速、空间（步长、步幅和支撑面）和时间（步长、步幅、单腿支撑时间和双腿支撑时间）参数
- 描述所需的辅助水平
- 记录观察到的安全问题

计时步行测试（需要 15m 的走道、秒表、卷尺）

■ 指导患者以自选（首选）速度行走，然后加快速度并测量

- ■ 整体步行速度
- ■ 加速和减速所需的距离
- ■ 步幅

4 项动态步态指数

（12 分中，得分低于 10 分提示有跌倒风险）

项目	分级：标记出适用的最低类别	得分
1. 在平整路面上步行 指令：以正常速度从这里走到下一个标记处（6m）	3—正常：步行 6m，无辅助设备，速度良好，无失衡现象，步态正常 2—轻度损伤：步行 6m，使用辅助设备，速度较慢，步态轻微偏差 1—中度损伤：步行 6m，速度慢，步态异常，有不平衡的现象 0—重度损伤：无法独立行走 6m，出现严重的步态偏差或不平衡的情况	
2. 改变步行速度 指令：以你正常的速度开始走路（1.5m），当我告诉你"走"的时候，尽可能快地走（1.5m）；当我告诉你"慢"的时候，尽可能慢地走（1.5m）	3—正常：不失去平衡或步态无偏差的情况下能够平稳地改变行走速度；显示出行走速度在正常、快速和慢速之间的差异显著 2—轻度损伤：能够改变速度但表现出轻微的步态偏差；或步态无偏差但无法实现速度的显著变化；或使用辅助设备 1—中度损伤：只能对行走速度进行微小调整；或以明显的步态偏差完成速度改变；或改变速度但有明显的步态偏差；或改变速度但失去平衡，但能够恢复并继续步行 0—重度损伤：无法改变速度；或失去平衡而必须扶墙或被他人扶持行走	

4 项动态步态指数

（12 分中，得分低于 10 分提示有跌倒风险）

项目	分级：标记出适用的最低类别	得分
3. 行走时水平转动头部 指令：开始以你正常的步调行走；当我告诉你"向右看"时，保持直行，但要把头转向右侧；保持向右看，直到我告诉你"向左看"，然后保持直行，并将头转向左侧；保持向左看，直到我告诉你"向前看"。然后保持直行，但将你的头转回正中	3—正常：头部转动平稳，步态不变 2—轻度损伤：在步态速度稍有变化的情况下能平稳地转动头部，即平稳步态受到轻微破坏或使用助行器 1—中度损伤：在步行速度适度变化的情况下进行头部旋转，出现减速、步态不稳，但能恢复，可以继续行走 0—重度损伤：在步态紊乱的情况下执行任务，即在 4.5m 外蹒跚而行，失去平衡，停下来，手伸向墙壁以保持平衡	
4. 行走时上下转动头部 指令：开始以你正常的步调行走；当我告诉你"向上看"时，保持直行，但要抬起头；保持抬头，直到我告诉你"向下看"，然后保持直行，并低下头；保持低下头，直到我告诉你"向前看"，然后保持直行，但将你的头回正中	3—正常：头部转动平稳，步态不变 2—轻度损伤：在步态速度稍有变化的情况下能平稳地转动头部，即平稳步态受到轻微破坏或使用助行器 1—中度损伤：在步行速度适度变化的情况下进行头部旋转，出现减速、步态不稳，但能恢复，可以继续行走 0—重度损伤：在步态紊乱的情况下执行任务，即在 4.5m 外蹒跚而行，失去平衡，停下来，手伸向墙壁以保持平衡	

惠允引自：From Marchetti GF, Whitney SL. Construction and validation of the 4-item dynamic gait index. Phys Then 2006;86(12): 1651-1660.

皮肤完整性

注意事项

■ 压疮好发部位

<table>
<tr><td>■ 枕部</td><td>■ 坐骨（包括臀、臀间和臀尾区）</td></tr>
<tr><td>■ 肩胛骨（包括肩部）</td><td>■ 股骨粗隆</td></tr>
<tr><td>■ 肘部</td><td>■ 膝关节（包括胫骨前、胫骨和腓骨、小腿和腘窝）</td></tr>
<tr><td>■ 肋部</td><td></td></tr>
<tr><td>■ 棘突</td><td>■ 踝</td></tr>
<tr><td>■ 骶骨（包括骶髂区和尾骨区）</td><td>■ 足跟</td></tr>
<tr><td>■ 外阴部</td><td>■ 脚（包括足跟以外的任何部分）</td></tr>
</table>

仰卧

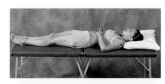

俯卧

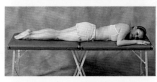

侧卧

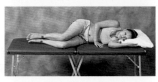

半卧

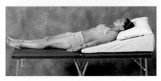

分级	描述	结果
	压疮分类 （国家脊髓损伤数据采集系统）	
I	局限于表皮和真皮表层；包括压之不褪色的红斑和需 要干预的红斑	
II	累及表皮和真皮并延伸至脂肪组织	
III	穿透表皮和脂肪组织到达肌层和肌层以下	
IV	破坏所有软组织结构直至骨头与骨关节	

惠允引自：NSCISC. National spinal cord injury statistical system. University of Alabama at Birmingham Department of Physical Medicine and Rehabilitation. Available at: http://main. uab.edu/show.asp?durki=10766. Accessed August 21, 2007.

皮肤完整性

评估

- 暴露皮肤以观察
  - 皮肤颜色
  - 质地（干燥或有光泽）
  - 弹性（皮肤被挤压后恢复原状的能力）
  - 毛发生长情况
  - 活动性
  - 指甲与皮肤生长
- 检查红斑的外观

伤口

评估

- 描述
  - 感染的部位、大小、深度、颜色、气味和特征
  - 出血或渗出
  - 伤口或瘢痕特征
  - 加重伤口和瘢痕的活动和位置

关节完整性和活动性

评估

■ 进行适当的关节完整性和活动性测试（如偏瘫患者肩关节完整性测试）

运动功能（运动控制和运动学习）

注意事项

■ 描述动作质量

评估

■ 评估启动或终止运动的能力
■ 描述调整运动速度（加速和减速）的能力
■ 确定到达目标的准确度（或误差）（即在中途纠正运动的能力）
■ 指导患者在舒适体位下进行下述上肢协调测试

　■ 指鼻

　　● 肩外展，肘伸直，患者用示指指尖触鼻，然后伸出手臂，用另一个示指指尖触鼻

　■ 手指对检查者的手指

　　● 检查者坐在患者前面，举起一只手

　　● 患者用示指指尖接触检查者示指指尖

　　● 检查者改变手的位置并要求患者重复手指对手指的动作

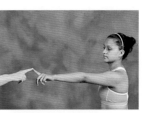

　■ 鼻指交替

　　● 患者交替触摸鼻子和检查者的示指指尖

　　● 检查者改变手的位置并要求患者重复鼻指交替的动作

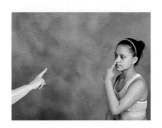

- 对指
  - 从示指开始，患者将拇指指尖触碰到其余四指每个指尖

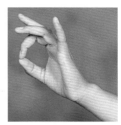

- 交替旋前和旋后
  - 在保持手臂靠近身体侧面时，患者屈肘至 90°
  - 随后患者交替地将手掌向上（旋后）和向下（旋前）

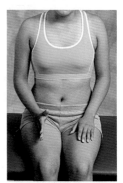

- 按节奏拍手
  - 在保持前臂旋前的同时，患者双肘屈曲至 90°
  - 随后患者交替地用手轻拍膝部

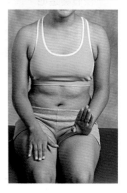

- 反弹（坐着或站着）
  - 患者保持双臂稳定向前，与肩同高
  - 检查者迅速、有力地向下按压患者的手臂
  - 小脑有问题的患者会表现出反弹：手臂向下移动，反弹到肩部以上，最后回到与肩部同高

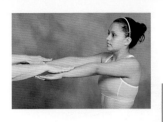

- 指导患者在舒适体位下进行下述下肢协调测试
  - 跟–膝–胫试验
    - 患者仰卧时，将一只脚的足跟在另一条腿的胫骨上从上到下滑动

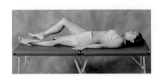

  - 画圆
    - 患者仰卧时，患者用双脚在空中画一个圆圈
  - 按节奏踏地
    - 患者舒适地坐着，双脚平放在地板上，患者通过前脚抬高和足跟着地，交替拍打地板

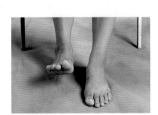

- 描述震颤（意向性或静止性）
- 评估协同运动模式（参见第四章）

Rivermead 活动指数

（得分：0= 否，1= 是）

项目	得分
1. 你能在没有帮助的情况下从仰卧位翻身到侧卧位吗?	
2. 你能自己从仰卧位到坐在床边吗?	
3. 你能在无支撑情况下在床边坐 10 秒吗?	
4. 你能在 15 秒内从椅子上站起并保持站立 15 秒吗?（必要时可用手或辅助器）	
5. 你能在无帮助下站立 10 秒吗?	
6. 你能在无帮助下从床上转移到椅子上并从椅子上再转移到床上吗?	
7. 你能行走 10 m 吗?（必要时可借助辅助器，但非他人帮助）	
8. 你能自己上台阶吗?	
9. 你能独自在人行道上散步吗?	
10. 你能在没有任何帮助下在室内步行 10m 吗?	
11. 如果你把东西掉在地板上，你能走 5m 去捡起来然后走回去吗?	
12. 你能在不平坦的地面（草地、沙砾、泥土、雪或冰）上行走吗?	
13. 你能在没有人监督的情况下在淋浴间或浴缸洗澡吗?	
14. 你能在没有栏杆的情况下爬上爬下四级台阶吗?（必要时可以使用辅助器）	
15. 你能在 4 秒内跑 10m 而不跛行吗?（快速步行也可以）	

版权所有：Rivermead Rehabilitation Centre, Abingdon Road, Oxford Oxi 4xd.

- 使用 Bruininks-Oseretsky 运动能力测试第 2 版（BOT-2）（4~21 岁）；测量儿童的平衡、力量、协调性、跑步速度和敏捷性、上肢协调性（球技能）、灵巧性、精细运动控制和视觉 – 运动技能；网址：www.pearsonassessments.com
- 使用快速神经筛查试验 II（5 岁及以上）；筛查包括手部灵巧性、空间定向和粗细运动能力等方面的软神经体征；网址：www.academictherapy.com/

肌肉性能（包括肌力、爆发力和耐力）

（后续章节中的"肌肉性能"）

评估

- 测试肌力时评估肌肉长度（如测试股四头肌和腘绳肌肌力时评估膝部和髋部位置）
- 使用徒手肌力检查、握力、手持式或等速测力计评估肌肉性能
- 描述可用于补偿肌无力的代偿动作
- 使用定时活动测试完成肌肉耐力测试
- 描述完成日常生活活动（ADL）（如穿衣、举重、通过楼梯等）的肌肉功能力量
- 完成脑卒中运动功能评定量表（参见第四章）

神经运动发育与感觉统合

意识基础路径——成长与发育图		
	典型语言发展 *	典型玩耍发展 *	典型的身体发育 *
3个月	● 喂养时吮吸和吞咽良好 ● 声音或音响引起安静或微笑反应 ● 除了哭泣之外，还会发出咕噜声或喊叫声 ● 朝声音方向转动头部	*仰卧位* ● 视线跟随玩具移动 ● 试图抓住他们胸部上方的拨浪鼓 ● 保持头部居中，观察人脸或玩具	 *俯卧位* ● 向上推手臂 ● 向上抬起头

	意识基础路径——成长与发育图		
	典型语言发展 *	典型玩耍发展 *	典型的身体发育 *
6个月	• 开始在牙牙学语中使用辅音，例如"爸爸" • 使用咿呀语来吸引注意力 • 开始吃谷类食品和食物泥	• 趴着拿附近的玩具*仰卧位* • 将玩具从一只手转到另一只手 • 双手握住双脚玩耍	• 坐着时用手支撑自己 • 从仰卧翻身到俯卧 • 支撑站立时，用腿承受全部重量
9个月	• 增加牙牙学语中发音和音节组合的多样性 • 观察熟悉的物体和人物 • 开始吃小块的和捣碎的食物	• 坐在高椅子上，拿着瓶子喝水 • 用双手探索和检查物体 • 一次翻几页书 • 在简单的游戏中模仿他人	• 在不跌倒的情况下坐着伸手拿玩具 • 从仰卧或俯卧位坐起来 • 手臂和腿交替移动下进行四肢爬行

意识基础路径——成长与发育图		
	典型语言发展 *	典型玩耍发展 *	典型的身体发育 *

	典型语言发展 *	典型玩耍发展 *	典型的身体发育 *
12个月	• 有意义地使用"妈妈"或"爸爸"称呼 • 回应简单的命令，例如"过来" • 在社会交际中产生一连串令人费解的话 • 开始使用杯子	• 自己用手吃饭 • 将物体放到具有大开口的容器中 • 使用拇指和示指拾取微小物体	• 扶着家具走 • 独立站立并且可以独自行走几步
15个月	• 能说 5~10 个词 • 模仿不太熟悉的新词 • 了解 50 个词 • 增加粗切食物的种类	• 能搭两个物体或积木 • 帮着脱衣服 • 拿杯子并用杯子喝水	• 独立行走，很少跌倒 • 蹲下捡起玩具

注：* 记得纠正早产孩子的年龄。

观察身体发育的指征 *

3个月	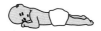 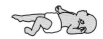 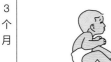 • 抬头困难 • 用头抵住床抬起背部 • 双手握拳，手臂不动 • 下肢僵硬，很少或没有动作
6个月	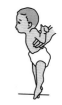 • 背部屈曲呈圆形隆起 • 无法抬起头 • 头部不灵活 • 向前伸出双臂困难 • 背部拱起，双腿僵硬 • 上肢屈曲背伸 • 下肢僵硬
9个月	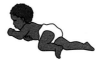 • 多数情况下使用一只手 • 背部屈曲呈圆形隆起 • 坐姿时手臂不灵活 • 爬行困难 • 只用身体的一部分移动 • 不能伸直背部 • 不能用双腿支撑体重

观察身体发育的指征 *	
12个月	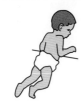 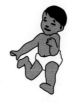 ● 由于腿部和脚尖僵硬，站立困难 ● 只能用手臂支撑自己站起来 ● 坐位时重心向一侧偏 ● 手臂屈曲强直或伸肌强直 ● 需要用手保持坐姿
15个月	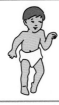 ● 无法独自行走 ● 站位平衡差，经常跌倒 ● 踮脚行走

注：＊记得纠正早产孩子的年龄。

意识基础路径—成长与发育图，意识基础路径。网址：http://www.pathwaysawareness. org/product ，1-800-955-2445，并获得许可。

根据年龄进行以下小儿评估：

Bruininks-Oseretsky 运动能力测试第 2 版（BOT-2）（4~21 岁）；测量儿童的平衡、力量、协调性、跑步速度和敏捷性、上肢协调性（球技能）、灵巧性、精细运动控制和视觉－运动技能；网址：www.pearsonassessments.com

■ 粗大运动功能测量（5 个月 ~16 岁）；用于测量随时间推移的粗大运动发育；适用于脑瘫和唐氏综合征儿童；网址：http://www.blackwellpublishing.com/searchres.asp

- Gubbay 运动能力测试（8~12 岁）；评估协调性（参见第三章）
- Milani-Comparetti 运动发育筛查测试（出生至 2 岁）；评估运动发育，包括原始反射、翻正反应和平衡反应（参见第三章）
- 婴儿运动评估（出生至 12 个月）；评估早产儿和足月婴儿的肌调和残疾；邮箱：MAI, P.O. Box 4361, Rolling Bay, WA 98061
- Peabody 运动发育量表第 2 版（PDMS-2）（出生至 72 个月）；包括粗大运动发育和精细运动发育的 6 项测试，网址：http://www.proedinc.com
- 儿童残疾指数评估（Pediatric Evaluation of Disability Index, PEDI）；用于评估 6 个月 ~7.5 岁儿童的自我照顾、行动能力和社会功能；包括一份护理者援助和环境改善量表；网址：http://harcourtassessment.com/pedi
- 快速神经筛查试验 II（5 岁及以上）；筛查手部灵巧性、空间定向和粗细运动能力等方面的软神经体征；网址：www.academictherapy.com/
- 感觉统合和实践测试（4~8 岁 11 个月）；网址：http://portal.wpspublish.com
- 婴儿运动表现测试（Test of Infant Motor Performance, TIMP）用于评估受孕后 34 周至足月后 4 个月的功能运动表现；网址：http://thetimp.com

矫形器、保护性器具和支持性器具

评估

- 确定对矫形器、保护性器具和支持性器具的需求
- 评估矫形器、保护性器具和支持性器具的对线和适合度（如由装置产生的压力区域）
- 确定开启和关闭设备的能力
- 评估安全使用设备的能力

疼痛

评估

■ 评估身体特定部位的整体疼痛和疼痛感受

Ransford 疼痛体表描述图

麻木	针刺感	烧灼感	刀割感
= = = = = = = = = = = =	0000 0000 0000	XXXX XXXX XXXX	/ / / / / / / / / / / /

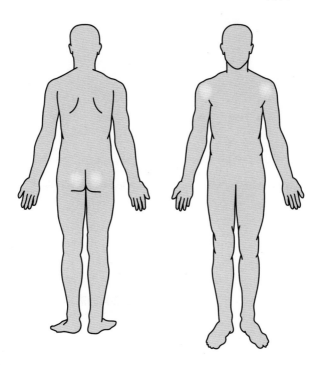

惠允引自：From Ransford AO, Cairns D, Mooney V. The pain drawing as an aid to the psychological evaluation of patients with low back pain. Spine. 1976;1:127–134.

神经康复检查手册

通用疼痛评估工具

此疼痛评估工具旨在帮助临床人员根据患者个人需求评估疼痛。患者可以使用 0~10 量表进行自我评估。当患者不能表达自己的疼痛强度时，临床工作人员可通过观察患者的面部表情或行为来评估患者的疼痛。

0~10 量表

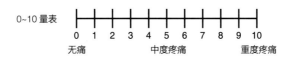

0　1　2　3　4　5　6　7　8　9　10
无痛　　　　中度疼痛　　　重度疼痛

Wong-Baker
面部表情量表：

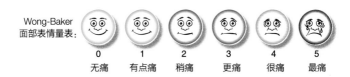

　0　　　1　　　2　　　3　　　4　　　5
无痛　有点痛　稍痛　更痛　很痛　最痛

惠允引自：Hockenberry MJ, Wilson D, Winkelstein ML. Wong's Essentials of Pediatric Nursing. 7th ed. St. Louis: Mosby, 2005, with permission; Universal Pain Assessment Tool available at: http://www.anes.ucla.edu /pain. Accessed May 4, 2007.

FLACC 量表

应用 FLACC（面部、腿部、活动、哭泣、可安慰性）量表；一种行为疼痛评估量表，用于无法提供疼痛数字报告的非语言患者。

类别	得分		
	0	1	2
面部	没有特别的表情或微笑	偶尔做鬼脸或皱眉，孤僻，不感兴趣	频繁地抖动、紧咬下巴
腿部	正常姿势或放松	不安，紧张	踢腿或抬腿
活动	安静地躺着，姿势正常，移动轻松	蠕动，来回移动，紧张	拱形的、僵硬的或抽搐的
哭泣	不哭（醒着或睡着）	呻吟或呜咽；偶尔抱怨	不停地哭、尖叫或抽泣；经常抱怨
可安慰性	满足，放松	偶尔被抚摸、拥抱或交谈安抚，不专心	难以抚慰或安慰

惠允引自：Merkel SI, et al. The FLACC: A behavioral scale for scoring postoperative pain in young children. Pediatr Nurs, 1997;23(3):293-297.

姿势

评估

■ 从坐着和站立时的冠状面和矢状面评估姿势力线
■ 描述对称性和偏离中线程度

■ 进行 Adam 前屈测试以检测脊柱侧凸，肋骨隆起提供了转诊骨科的依据

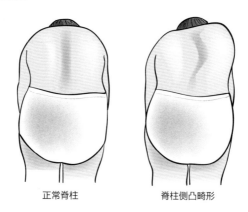

正常脊柱　　　　　　　脊柱侧凸畸形

关节活动范围（包括肌肉长度）

（后续章节中的"关节活动范围"）

评估

■ 评估运动的功能范围（如蹲下测试、脚趾触摸测试）
■ 评估主动和被动运动范围以确定肌肉长度和灵活性

反射完整性

注意事项

■ 测试肌张力时，头部保持中立位，以避免紧张性反射的影响
■ 肌张力和反射可能会有相当大的波动，并受意志运动、药物、压力等影响

评估

- 肌张力
- 检查结果可能包括
  - 肌张力障碍包括手足徐动症
  - 肌张力降低（肌肉软弱）
  - 肌张力增高（快速伸展肌肉）
    - 痉挛
    - 强直（齿轮样强直、铅管样强直、去皮质强直、去大脑强直）
- 对于阵挛的出现：肌肉产生快速伸展，通常发生在手腕和足踝
  - 记录抽动次数或阵挛是否持续
- 腱反射（DTR）
  - 颏反射—三叉神经
  - 肱二头肌反射（C5~C6）

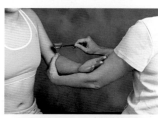

  - 桡骨膜反射（C5~C6）

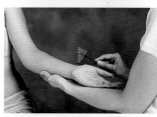

  - 肱三头肌反射（C6~C8）

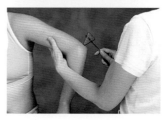

■ 髌腱 / 股四头肌反射（L2~L4）

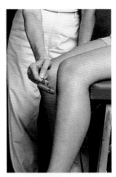

■ 跟腱 / 跖屈肌反射（S1~S2）

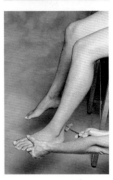

■ 使用标准化工具评估肌张力

反射分级			
等级	定义	描述	等级
0	消失	没有反应	
+/−	不一致		
1+	反射减弱	低于正常，存在但偏弱	
2+	正常	经典反射	
3+	活跃	可能是正常的或病理的	
4+	非常活跃 / 阵挛	亢进，病态	

改良 Ashworth 痉挛评定量表

分级	描述	结果
0 级	肌张力无增加	
1 级	肌张力轻度增加；在 ROM 末呈现最小阻力或出现突然卡住然后释放	
1+ 级	肌张力轻度增加；在 ROM 后一半的范围内出现突然卡住，然后均呈现最小的阻力	
2 级	肌张力增加较明显；通过 ROM 的大部分时阻力均较明显增加，但受累部分的被动移动仍比较容易	
3 级	肌张力严重增加，被动活动困难	
4 级	僵直，受累部分不能屈曲	

惠允引自：Bohannon RW, Smith MB. Interrater reliability of a modified Ashworth scale of muscle spasticity. Phys Ther. 1987;67:207–208.

评估以下内容：

■ 腹壁反射（脐以上 T8~T10，脐以下 T10~T12）

   ■ 方法：使用叩诊锤尾部由外向内划腹部皮肤

   ■ 阳性反射—发生局部收缩，导致脐向刺激方向移动

   ■ 阴性反应—表明节段性反射弧受损；可发生在上运动神经元和下运动神经元疾病中

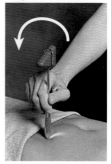

- 跖反射（S1，S2）
  - 方法：从足跟向上划过足底表面，越过足底外缘直至大脚趾的根部
  - 阳性反射—大脚趾背伸；常见于上运动神经元受累的患者（巴宾斯基征）
  - 阴性反应—所有脚趾屈曲

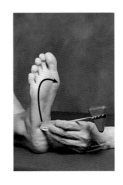

- 霍夫曼征
  - 轻叩中指指甲
  - 阳性反射—拇指和示指收缩；可能提示上运动神经元疾病
- 平衡反应应分别在坐着和站立时测试（参见第二章姿势反应部分）
- 翻正反应应分别在坐着和站立时测试
- 👶 使用婴儿运动评估
  - 见侧面和后方的保护性伸展反应（参见第二章小儿平衡部分）

👶 原始反射属于正常发育阶段；超过预期年龄的持久性表现提示神经系统受累；除非另有说明，否则反应应该总是对称的

非对称性紧张性颈反射
出现年龄：出现在 3~6 个月，但不应该是强制性的
描述：头部向一侧旋转引起该侧上下肢的伸展和对侧四肢的弯曲

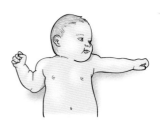

手抓握反射

出现年龄：出现在孕 28 周的胎儿；
4~5 个月时被抑制

描述：横向放置在婴儿手掌中的物体会引起手指弯曲

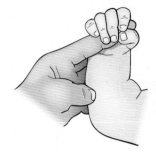

足抓握反射

出现年龄：出现于新生儿；9~12 个月时被抑制

描述：按压足底部的跖趾关节引起脚趾弯曲

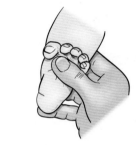

抬躯反射（Landau 反射）

出现年龄：6~9 个月时出现

描述：当婴儿俯卧在检查者的手上时，躯干发生反射性伸展，导致婴儿抬起头部并伸展躯干

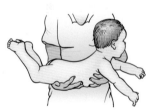

拥抱反射（Moro 反射）

出现年龄：在孕 28~32 周出现；
3~5 个月时减弱；6 个月后消失

描述：让婴儿头部相对于躯干下降，可引起婴儿双手张开，上肢伸展和外展，然后内收和屈曲

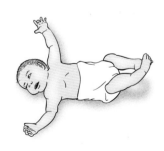

降落伞反射

出现年龄：出现在 6~9 个月

描述：当握住婴儿的腰部使婴儿悬起并突然向地板移动时，其手臂伸展，手指张开

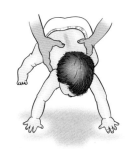

放置反射

出现年龄：在孕 35 周时出现；2~4 个月时被抑制

描述：当让婴儿脚背擦过检查台时，婴儿弯曲髋关节和膝关节，并将脚放在桌子上

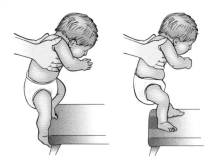

追物反射

出现年龄：在孕 28 周时出现；3~4 个月时减弱

描述：抚摸婴儿的嘴和脸颊导致头部转向同一侧；通常伴随吸吮动作

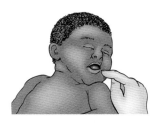

踏步反射

出现年龄：在孕 37 周时出现；2~4 个月时被抑制

描述：当婴儿以直立的姿势在桌子上支撑并向前倾斜时，其双脚将采取交替的、有节奏的踏步动作

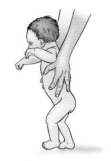

吸吮反射

出现年龄：出现在孕 28 周；2~5 个月后逐渐消失

描述：将一个物体放在婴儿的嘴里，会引起其有节奏的吸吮动作

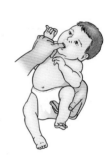

自我照护和家庭管理（包括 ADL 和 IADL）

（后续章节中的"自我照护和家庭管理"）

评估

- 评估执行 ADL（如穿衣、修饰、转移）以及工具性日常生活活动（IADL）（例如，驾驶）的能力
- 评估功能能力，包括从椅子上站起来（反重力控制）、在平整路面上行走、坐下来（偏心控制）等
- 评估在使用或不使用辅助、适应性、矫形、保护、支持或假肢器具的情况下执行自我照护和家庭管理活动的能力
- 生活质量评估，例如健康状况调查简表 –36（网址：www.sf-36.org）
- 评估患者在自我照护和家庭管理活动中的安全性

- 应用以下 ADL/IADL 量表
  - Katz 日常生活活动指数
  - 儿童功能独立性评定（FIM）（网址：www.udsmr.org/fim2_about.php）
  - 🏃 儿童残疾指数评估（PEDI）（参见神经运动发育部分）
  - Wee-FIM 可在以下网址获得：http://www.udsmr.org/wee_index.php
- 使用以下大小便控制检查表评估大小便控制情况：

问题	是 / 否 / 记录
患者能感觉到排便 / 排尿的需要吗？	
患者是否可以自己轻松地排空肠道 / 膀胱？	
患者是否需要手指刺激、泻药或灌肠来进行排便？	
患者是否可以独立通过手指刺激或灌肠进行排便？	
每天排便的频率是多少？	
每天排尿的频率是多少？	
白天和晚上排尿的模式是什么？	
一天发生多少次小便失禁？	
尿量多还是少？	
使用了什么保护装置？（尿布、导管等）	
患者可以独立戴上保护装置吗？	
每天的液体摄入量是多少？	
患者是否因害怕发生意外而限制其液体的摄取？	

评估

评估复合感觉和皮质感觉

■ 实体觉：将一些物品（如钥匙、硬币和安全别针）放在一个棕色的袋子或盒子里，向患者展示物品并命名它们。把物品放在袋子里，让患者在不看物体的情况下从中选择一个物品并命名

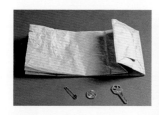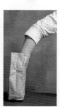

■ 皮肤书写觉：在患者闭上眼睛的情况下，用铅笔橡皮或钝物在患者的手掌上描记数字或字母；要求患者说出数字或字母的名称

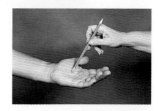

评估触觉辨别觉

■ 两点辨别觉：使用圆盘确定患者可以清楚识别两个压力点的确切距离

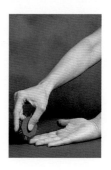

- 双侧同时刺激或撤离：闭上眼睛，触摸身体部位并让患者指出触摸的区域以确保正常的轻触觉；然后在身体两侧的两个地方触摸患者；让患者指向他们感觉到的区域

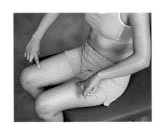

评估运动觉

- 移动患者的关节，并要求患者描述运动方向和范围

评估振动觉

- 将振动音叉的尖端放在骨突上，确定患者是否能感觉到振动；当振动停止时请患者报告

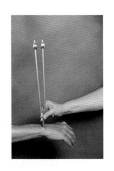

评估关节位置觉（本体感觉）

- 捏指两侧，活动患者的关节，然后静态姿势保持住患者的关节，以避免出现压力提示，并要求患者描述关节的位置；注意在ROM末避免其他感觉提示

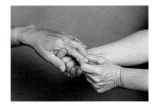

通气和呼吸 / 气体交换

（后续章节中的"通气和呼吸"）

评估

- 听诊以评估每个肺叶（段）的呼吸音
- 使用肺活量计，评估潮气量和肺活量
- 评估呼吸肌肌力
- 评估咳嗽能力和咳嗽强度
- 评估呼吸模式，包括膈肌和辅助呼吸肌的使用
- 测定脉搏血氧饱和度
- 使用呼吸困难量表评估运动对呼吸的影响

医学研究委员会呼吸困难量表		
分数	描述	结果
0	除了剧烈运动外，没有气喘吁吁	
1	在疾走或爬坡时出现呼吸急促	
2	由于气喘吁吁走得比同龄人慢，或以自己的速度在平地上行走时，不得不停下来呼吸	
3	在平地步行约 100m 或行走几分钟后停下来呼吸	
4	因喘不过气不能出门，穿衣服或脱衣服时气喘吁吁	

惠允引自：From Fletcher CM, Elmes PC, Fairbairn AS, Wood CH. The significance of respiratory symptoms and the diagnosis of chronic bronchitis in a working population. Br Med J.1959;Aug 29;2(5147):257–266.

工作（上班/上学/娱乐）、生活融入（包括 IADL）

（后续章节中的"工作、生活融入"）

评估

- 评估患者在使用或不使用轮椅、改装汽车或矫形器的情况下恢复日常生活活动的能力
- 评估患者进入日常生活环境的能力
- 评估日常生活环境的安全性
- 使用 Craig 残疾评估和报告技术（CHART），这是评估残疾患者社会参与的标准化工具（网址：www.tbims.org/comi）
- 美国劳工部提供的就业安置指导方针，可作为重返工作的评估依据（http://www.dol.gov/dol/topic/disability/ada.htm）
- 完成 Katz 日常生活活动指数评估

Katz 日常生活活动指数		
活动	**独立**	**依赖**
得分（0/1）	（1分）无监督、指导或个人协助	（0分）有监督、指导、个人帮助或全面照顾
洗澡 得分 _____	（1分）完全自己沐浴或只需要帮助沐浴身体的单个部分，如背部、生殖器区域或残疾肢体	（0分）需要帮助沐浴身体的多个部位，进出浴缸或沐浴需要完全帮助
穿衣 得分 _____	（1分）从衣柜和抽屉中拿出衣服并穿上，穿上带纽扣的外套，可能需要帮助系鞋带	（0分）自己穿衣服时需要帮助或者完全需要别人帮忙穿衣服

Katz 日常生活活动指数		
活动	独立	依赖
如厕 得分 _____	（1分）自己上厕所，整理衣服，清理生殖器区域	（0分）转移到卫生间、自行清洁、使用便盆或马桶都需要帮助
转移 得分 _____	（1分）在没有帮助的情况下上下床或椅子（可以接受辅助器械的辅助）	（0分）从床移动到椅子时需要帮助或完全需要帮助来转移
大小便控制力 得分 _____	（1分）练习完全自控排尿和排便	（0分）部分或完全大小便失禁
进食 得分 _____	（1分）不需要帮助的情况下把食物从盘子里拿到嘴里，但食物的准备工作可能需要另一个人来完成	（0分）进食需要部分或完全帮助，或需要肠外营养
总分 _____		
6分：患者独立		
0分：完全依赖		

惠允引自：Katz S, Down TD, Cash HR, et al. Index of activities of daily living. Gerontologist. 1970;1:20–30.

- ♟ 完成儿童残疾指数评估
- 完成儿童功能独立性评定（从网站 www.udsmr.org 中的医疗康复统一数据系统获得）

第三章　儿科疾病

脑瘫
说明／概述

　　脑瘫（cerebral palsy, CP）描述了一组运动和姿势发育的疾病，这些疾病归因于胎儿或婴儿大脑发育过程中发生的非进展性疾病，导致活动受限。[1]

　　CP 可能导致痉挛、手足徐动症、共济失调、低肌张力或混合性肌张力障碍。CP 包括双侧瘫痪、四肢瘫痪和偏瘫。

- 双侧瘫痪涉及所有四肢，下肢受累更明显
- 偏瘫涉及身体一侧的肢体、颈部和躯干
- 四肢瘫痪涉及整个身体的肌张力变化

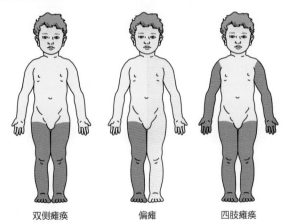

双侧瘫痪　　　　　偏瘫　　　　　四肢瘫痪

■ 受影响较小的区域
□ 受影响较大的区域

　　并发症可能包括：认知障碍、精神发育迟缓和学习障碍；癫痫发作；喂养和沟通困难；呼吸衰竭；胃肠道异常导致的消化问题；大小便控制问题；牙科问题；听力和视力问题等。

医疗上的红旗征

以下情况应立即就医：

- 因为 CP 是非进展性疾病，身体功能或肌张力常突然或快速变化
- 癫痫发作或难以控制的癫痫发作

医疗上的黄旗征

应仔细观察新生儿对疼痛和有害刺激的生理和行为反应。疼痛可以表现为血压、血氧饱和度、心率、呼吸以及语气和面部表情的变化。

注意事项

制动和缺乏负重活动，与骨密度降低、骨量减少、骨质疏松症和骨折有关。

物理治疗检查

病史

- 回顾妊娠和分娩并发症、出生体重，以及任何新生儿期和围产期的问题；回顾医疗问题、喂养问题和其他与健康有关的问题
- 发育"里程碑"（参见第二章）

测试和测量

有氧代谢能力 / 耐力

评估

- 能量消耗指数（参见第二章）
- 6 分钟步行测试（适用于 5 岁及以上的儿童）

可能的结果

- 参与程度将影响有氧代谢能力；一般而言，CP 患者的心肺健康水平远低于健康人群。[2]

人体形态学特征

评估

■ 四肢周长不对称
■ 定期测量上肢和下肢的长度

可能的结果

■ 肢体发育不良或短缩是常见的，特别是在受影响较大的一侧

辅助和适应性器具

注意事项

■ 不应使用婴儿学步车；美国儿科学会（American Academy of Pediatrics）呼吁禁止婴儿学步车，并强调婴儿学步车可能导致儿童受到严重伤害，并可能延迟运动发育；[3] 当 CP 患儿使用婴儿学步车时会出现问题，因为婴儿学步车可能会促使患儿用脚趾走路以及出现异常的伸展模式

评估—评估以下需求

■ 治疗步行器包括助行器、后部步行器和步态训练器
■ 俯卧和仰卧支撑站立架
■ 改装三轮车
■ 定制座椅、婴儿车或轮椅（参见第二章）
■ 机械升降装置
■ 适应性器具，包括专用马桶座圈、浴室座椅、滚动淋浴、适应性床

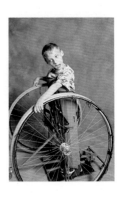

循环系统

有关儿童的血压、脉搏和呼吸频率的适龄参考值，请参见第二章。

评估—对婴儿和医学认定为身体虚弱的儿童进行评估

■ 新治疗方案前、治疗中和治疗后的所有生命体征
■ 呼吸模式、咳嗽强度、呼吸困难症状
■ 嘴唇和甲床可能出现发绀

环境、家庭和工作障碍

评估

- 评估使用矫形器、辅助器具和（或）轮椅来操控环境的能力
- 学校功能评估（参见第二章）

步态、移动和平衡

平衡评估（参见第二章）

　　注意事项：应在功能位下评估平衡，包括坐位、跪位、有或无干扰下站立位，有或无矫形器和辅助器具下站立位。

评估

- 小儿平衡量表
- 计时起立 – 行走测试

步态和移动评估（参见第二章）

- 描述步态的组成部分，包括步幅、支持面、脚跟接触、速度和平衡

可能的结果

- 痉挛性双侧瘫痪患者通常不需要助步器，有或没有辅助装置和矫形器
- 痉挛性偏瘫患者通常能在没有辅助器具的情况下走动，尽管患者可能需要矫形器来定位和稳定膝部、足部或踝足部
- 一些手足徐动症患者可以行走；步态通常评分很低，且不稳定

皮肤完整性

注意事项

- 如果使用矫形器导致红肿持续 20 分钟以上，则应调整矫形器

评估

- 观察铸件或矫形器可能的受压区域

关节完整性和活动性
评估
- 颈部和脊柱的活动能力
- 骨盆和肩胛带的活动能力
- 关节伸展性和肢体的旋转和扭转对线情况

运动功能（参见第二章）
评估参见第三章的神经运动发育部分

肌肉性能
注意事项

尽管可以用测力计法评估肌力，但其准确性受肌张力和反射异常的影响。根据功能能力和在协同模式中执行动作的能力，来描述肌力。

神经运动发育与感觉统合
注意事项

- 除标准化测试外，描述还应包括运动模式、姿势反应、运动中使用的策略、为完成预期任务而进行的调整，以及如何对感觉输入以及移动 / 处理做出反应

评估（有关不同年龄的评估工具的详细信息，请参见第二章）
- Pathway 成长与发育图
- 婴儿运动表现测试（受孕后 34 周至足月后 4 个月）
- Milani-Comparetti 运动发育筛查测试（出生至 2 岁；参见第三章）
- Peabody 运动发育量表第 2 版（出生至 72 个月）
- 粗大运动功能测量（5 个月 ~16 岁）
- 儿童残疾评定量表（6 个月 ~7.5 岁）
- 感觉统合和实践测试（4~8 岁 11 个月）
- Bruininks-Oseretsky 运动能力测试第 2 版（BOT-2）

矫形器、保护性器具和支持性器具
评估 – 评估以下需求
- 晚上休息时使用夹板，以防止挛缩
- 肢体长度不一致时使用鞋垫
- 连续性铸件，以改善 ROM

- 抑制性铸件，以减少足部和踝足部的肌张力
- 矫形器以改善关节稳定性并防止挛缩
  - 固定式踝 – 足矫形器，用于足部对齐和预防膝过伸
  - 动态式踝 – 足矫形器（DAFO）或铰链式踝 – 足矫形器（A-AFO），使踝关节对齐，同时允许背屈和跖屈
  - 踝上矫形器（SMO），使内侧 – 外侧稳定
- 贴扎技术和 TheraTogs™（矫形内衣和捆扎带），可以促进运动和改善姿势的一致性

疼痛
注意事项

- 在新生儿中，疼痛可表现为血压、血氧饱和度、心率、呼吸以及语气和面部表情的变化

评估（参见第二章）

- FLACC（面部、腿部、活动、哭泣、可安慰性）量表
- 通用疼痛评估工具

姿势
评估（参见第二章）
可能的结果

- 颈胸段脊柱后凸可能继发于胸肌和腘绳肌紧张
- 脊柱侧凸可能会在肌张力不对称的情况下发生
- 一个被风吹的姿势（以骨盆倾斜和屈曲，一侧髋关节外展、外旋为特征的畸形；对侧髋关节屈曲、内收和内旋）常见于伴有严重的痉挛性四肢瘫痪
- 低张力的四肢瘫痪可能导致蛙腿姿势

关节活动范围

注意事项

- 肌肉不平衡可导致髋关节半脱位或脱位

评估

- 测角测量应包括主动活动范围（AROM）和被动活动范围（PROM）、关节内活动和肌肉伸展性；应注意负重活动对关节的影响
- 髋关节
  - 使用 Thomas 测试来识别髋关节屈曲挛缩
  - 确定是否存在半脱位或脱位，特别是髋关节，可以用 Ortolani 试验和 Galeazzi 征对婴儿进行检查
  - 评估骨盆倾斜和股骨前倾
- 膝关节
  - 评估胫骨扭转、膝内翻或膝外翻
- 踝关节
  - 应在距下关节中立位时评估背屈

可能的结果

- 上肢最常见的挛缩包括：肘关节、腕关节和手指的屈曲及拇指内收；拇指显著内收和屈曲的"皮质"拇指位置，与痉挛性偏瘫和四肢瘫痪有关

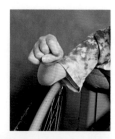

- 下肢最常见的挛缩包括：足/踝足部的马蹄足；膝关节屈曲；髋关节屈曲、内收和内旋
- 膝关节过伸可能会导致踝关节背屈受限

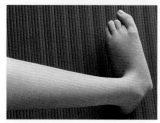

反射完整性
注意事项

- 包括以下方面的叙述性描述：肌张力对运动和功能能力的影响、运动如何影响肌张力及异常肌张力的严重程度和分布

评估（参见第二章）

- 使用 0~4+ 等级的腱反射
- 原始和紧张性反射，以确定是否影响运动
- 改良 Ashworth 痉挛评定量表（尽管仅对成年人可靠）
- 婴儿运动评估中的肌张力部分

可能的结果

- 根据诸如意志运动、压力、医疗状况和药物等因素，每天的肌张力可能会有相当大的变化。应注意评估时的条件

通气和呼吸
注意事项

- 在有喂养困难的患儿中，吸入性肺炎的风险增加
- 早产与支气管肺发育不良有关

评估

- 胸部扩张幅度
- 如果可能，评估肺活量和潮气量
- 呼吸模式
- 咳嗽的力量

自我照护和家庭管理（参见第二章）
评估

- 儿童残疾指数评估（PEDI）
- 儿童功能独立性评定

Milani-Comparetti 运动发育筛查测试修订评分表

姓名	测试日期 ___ 年 ___ 月 ___ 日
编号	出生日期 ___ ___ ___
	年龄 ___ ___ ___

月龄	1	2	3	4	5	6	7	8	9	10	11	12	15	18	21	24
仰卧位																
手抓握反射																
足抓握反射																
仰卧平衡																
牵拉坐起																
坐位																
坐位平衡																
侧方降落伞反射																
后方降落伞反射																
身体保持垂直																
头部翻正反应																
向下降落伞反射																

第三章 儿科疾病

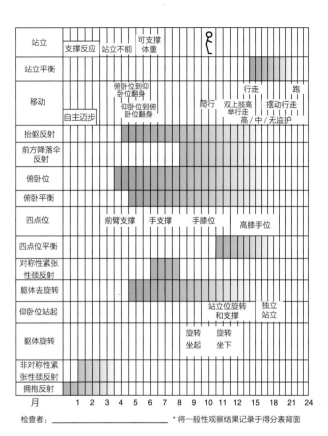

| 月 | 1 | 2 | 3 | 4 | 5 | 6 | 7 | 8 | 9 | 10 | 11 | 12 | 15 | 18 | 21 | 24 |

检查者: ＿＿＿＿＿＿＿＿＿＿＿＿＿＿＿＿＿＿＿＿   * 将一般性观察结果记录于得分表背面

惠允引自: Stuberg WA, Dehne PR, Miedaner JA, Romero, P. Milani-Comparetti Motor Development Screening Test: Test Manual, 1987 ed. Media Resource Center, C Louis Meyer Children's Rehabilitation Institute, University of Nebraska Medical Center, Omaha, NE, 1987.

药物			
适应证	通用名	商品名	常见的不良反应
慢性和严重的痉挛	A 型肉毒杆菌毒素	保妥适、丽舒妥、BT-A	注射部位无力、疼痛
	丹曲林	丹曲洛林	嗜睡、无力、腹泻
痉挛和疼痛	巴氯芬	力奥来素	头晕、嗜睡、虚弱、肌肉过度放松、头痛、恶心、呕吐、便秘
	苯酚神经阻滞		感觉迟钝、脱皮、血管并发症

发展性协调障碍
说明 / 概述

发展性协调障碍（developmental coordination disorder, DCD），也称为发展性运动障碍，被定义为"以运动协调能力障碍为主要特征，显著影响学习能力或日常生活活动能力，但不是由一般医学症状引起的。"[4]

注意事项
■ 患有 DCD 的儿童通常被贴上"笨拙"的标签；因为患有失用症和运动计划困难，应在粗大运动期间注意保护

物理治疗检查

病史
■ 回顾与出生史和新生儿期相关的任何并发症
■ 发育"里程碑"（参见第二章）

103

测试和测量的描述详见第二章。

有氧代谢能力 / 耐力（参见第二章）
评估

- 能量消耗指数
- 健康相关体能测试中的 9 分钟步行测试（≥ 5 岁）

可能的结果

- 伴随 DCD 的低肌张力可能导致粗大运动活动的耐力和持久力降低，甚至长期坐着
- 有氧代谢能力和耐力可能会受到限制，因为儿童避免进行身体活动，因为进行此类活动的能力下降

觉醒、注意力和认知
可能的结果

- 由于必须要投入大量注意力来完成运动任务，因此患有 DCD 的儿童可能难以集中注意力去完成任务

环境、家庭和工作障碍
评估

- 学校功能评估（参见第二章）
- 神经运动发育与感觉统合中列出的发育测试

可能的结果

- DCD 影响学校日常的粗大和精细运动活动，也影响日常生活活动，如穿衣、使用餐具和书写等

步态、移动和平衡
注意事项

■ 测试应区分平衡和运动计划问题；平衡可能是在正常限度之内（Within Normal Limit, WNL），但是涉及闭眼和单腿站立的运动计划可能很困难

评估

■ 小儿平衡量表

可能的结果

■ 闭眼直立测试可能为阴性

步态、移动和平衡
可能的结果

■ DCD 可能导致在环境中独立行走、跑和熟练移动迟缓

关节完整性和活动性
可能的结果

■ 常见腕关节、肘关节、髋关节、踝关节和膝关节过伸

运动功能
评估

■ 请参阅此类别中的神经运动发育部分
■ 协调测试

可能的结果

■ 早期运动发育迟缓，如跑步、跳跃、踢球；还有精细的运动技能，如书写、穿衣（扣纽扣和拉拉链困难）、使用餐具等。
■ 缺乏利用过去经验来计划和执行任务的能力，从而导致
  ■ 运动障碍
  ■ 动作响应时间和节奏性降低
  ■ 反应时间减慢

- 运动质量和等级降低
- 协调测试困难，如指鼻试验、轮替运动、跟 – 膝 – 胫试验

肌肉性能
注意事项

- 虽然可能有足够的肌肉性能，但缺乏先前的经验可能会干扰对特定活动所需力量的理解

神经运动发育与感觉统合
评估（参见第二章）

- Pathway 成长与发育图
- 对学龄前儿童的 Miller 评估
- Bruininks-Oseretsky 运动能力测试第 2 版（BOT-2）
- Gubbay 运动能力测试（8~12 岁）（见下文）

可能的结果

DCD 患者可能会表现出：
- 神经体征，如肌张力低、协调性减弱、触觉辨别觉不足、反应时间慢
- 难以处理视觉、听觉、触觉、嗅觉信息；可能有低敏反应或超敏反应
- 视觉感知和视觉运动发育缺陷

姿势
评估

- Adam 前屈测试（参见第二章）

可能的结果

- 低肌张力可能导致张口、脊柱前凸性腰部姿势
- "固定"以补偿低肌张力可能导致膝关节和肘关节过伸

关节活动范围
注意事项

■ 低肌张力可导致踝关节旋前
评估（参见第二章）

反射完整性
评估

■ 腱反射和肌张力

可能的结果

■ 腱反射和肌张力可能会降低

感觉完整性
评估（参见第二章）
可能的结果

■ 皮肤书写觉、实体觉和触觉辨别觉缺陷

疾病特异性测试和测量

Gubbay 运动能力测试	
（适用于 8~12 岁儿童）	
测试	评分
测试 1 噘嘴吹口哨 要求儿童通过噘嘴吹气发出任何音高和强度的音符	通过 / 未完成
测试 2 向前跳 5 步 检查者示范之后允许 3 次尝试（即单左腿跳、迈步、单右腿跳等，不是跳绳动作）	通过 / 未完成

Gubbay 运动能力测试

（适用于 8~12 岁儿童）

测试	评分
测试 3 * 用脚滚球 让儿童以优势脚（穿或不穿鞋）的脚底在一个相距 30cm 的 6 个火柴盒（每个间距为 30cm）周围以螺旋方式滚动网球。在取消比赛资格之前，球最多可触及 3 个火柴盒。在失败之前允许 3 次尝试 评分：以"秒"为单位表示时间或失败	时间 ____ 或未完成
测试 4 投掷，拍手，然后抓网球 * 向上投掷网球后，要求儿童拍手不超过 4 次，并用双手接球。如果能够在 4 次拍手后接球，那么儿童需要在 4 次拍手后仅用一只手（任意一只）接球。在任何时候失败之前都允许 3 次尝试 评分：用下列 7 种类别之一表示： 1. 双手无法接球 2. 在 0 次拍手后双手接球 3. 在 1 次拍手后双手接球 4. 在 2 次拍手后双手接球 5. 在 3 次拍手后双手接球 6. 在 4 次拍手后双手接球 7. 在 4 次拍手后用优势手接球	
测试 5 使用双蝴蝶结系一只鞋带（单结） 检查者的右鞋带突出鞋子约 20cm 长 评分：以秒为单位表示时间或失败（如果超过 60 秒即为失败）	时间 ____ 或未完成

Gubbay 运动能力测试	
（适用于 8~12 岁儿童）	
测试	评分
测试 6 * 串 10 颗珠子 木珠直径 3cm，带 0.8cm 孔，绳子末端的 6cm 　是硬的（珠子是 Kiddicraft 专利玩具，很容易 　购买） 评分：以"秒"为单位表示时间	时间（秒）_____ 或失败
测试 7 钻 20 个针孔 给儿童一支记录笔（长帽针），要求在方格纸上 　连续穿孔两排 2.5mm×2.5mm 正方形 评分：以"秒"为单位表示时间	时间（秒）_____ 或失败
测试 8 邮筒 * 儿童需要将 6 种不同的塑料形状 插入适当的插槽中（邮筒是 Kiddicraft 专利玩 　具，很容易购买） 评分：以"秒"为单位表示时间或失败（如果 　超过 60 秒即为失败）	时间（秒）_____ 或失败

注：* 代表 Gubbay 的缩写版本，可以作为 DCD 的快速筛选。

惠允引自：Gubbay, SS. The Clumsy Child: A study of developmental apraxic and diagnostic ataxia. London: WB Saunders, 1975.

药物			
适应证	通用名	商品名	常见的不良反应
注意力时间减少	哌甲酯	利他林、专注达	神经过敏、多动、失眠、烦躁不安、震颤、高血压、心悸、心动过速和厌食

第三章　儿科疾病

"癫痫是一种脑部疾病，大脑中的神经细胞或神经元簇有时会发出异常信号。"[5]

除非患者癫痫发作超过 2 次，否则不会诊断为癫痫。癫痫发作可能在诸如高热（高热惊厥）、酒精或药物戒断、低血糖等诱发因素下发生。

全面性癫痫发作		
（由整个大脑皮质的电脉冲产生）		
癫痫发作类型	症状描述	发作期后（发作后）状态
强直 - 阵挛性发作（以前称为癫痫大发作）	• 意识丧失 • 强直阶段（僵硬）：通常跌倒在地上 • 阵挛阶段；可能会咬舌头、流涎、口吐白沫，或有大小便失禁	• 昏昏欲睡，经常睡觉 • 意识不清持续数分钟至数小时 • 可能言语含糊不清；头痛、肌肉酸痛、定向障碍和激动
失神发作（以前称为癫痫小发作）	• 短暂的意识丧失，其中有空白凝视 2~15 秒 • 可能会先快速眨眼 • 复杂的失神发作可能伴有一些运动成分，如口腔或手部运动 • 一天可能发作多次	• 没有意识到癫痫发作但可能意识到他们"失去了时间"

全面性癫痫发作		
（由整个大脑皮质的电脉冲产生）		
癫痫发作类型	症状描述	发作期后（发作后）状态
肌阵挛性发作	• 躯干和四肢偶发的、同步的、双侧的抽搐运动 • 可能导致东西掉落或不自主地扔东西 • 持续约 20 秒	• 无
失张力发作	• 突然短暂的意识丧失和姿势紧张，持续不到 15 秒 • 头部可能会下垂 • 可能跌倒在地上；物品掉落	• 无

部分性癫痫发作		
（由与大脑结构异常相关的电脉冲产生）		
癫痫发作类型	症状描述	发作期后（发作后）状态
简单部分发作		
自主神经性 运动性 感觉性 精神性	• 心脏或呼吸频率改变，出汗 • 身体某个部位出现僵硬、抽搐、痉挛；可能会扩散到其他部位 • 经历视觉、听觉、嗅觉、味觉或触觉的异常感觉 • 恐惧、焦虑、似曾相识、人格分离的感觉	• 有癫痫发作的记忆 • 累及区域无力达数小时
复杂部分发作	• 自动运动，如咂唇、咀嚼、坐立不安、挑选	

第三章 儿科疾病

医疗上的红旗征

癫痫持续状态	
症状	处理
• 癫痫发作持续超过 5 分钟 • 2 次或多次癫痫发作，癫痫发作之间没有意识恢复	• 立即就医 • 遵循癫痫发作的安全操作（见下文）

对于涉及意识丧失的癫痫发作，请遵循以下安全操作

- 将患者就地平放
- 患者侧身（可能发生呕吐）
- 保护头部
- 移走附近可能造成伤害的所有物体
- 解开任何束缚的衣物
- 记录癫痫发作的时长
- **不要向口腔内插入任何物品**
- 不要束缚患者
- 如果癫痫发作持续超过 5 分钟，请就医
- 持续照料患者，直到他 / 她恢复意识或获得医疗照顾

物理治疗检查

病史
- 包括发病史、癫痫发作的性质和促发因素
- 获取有关药物及其不良反应的信息

目前还没有针对癫痫的治疗测试和具体措施。因此，评估应基于转诊后的医疗条件。

儿科常用药物

适应证	通用名	商品名	常见的不良反应
癫痫—强直阵挛性、失神性、复杂部分性发作	丙戊酸	德巴金、德帕科、德巴康	恶心、呕吐、意识模糊、头晕、头痛和震颤
	氯硝西泮	克诺平	嗜睡、疲劳、共济失调和行为改变
全身强直－阵挛性或部分性发作	苯妥英钠	荻兰汀、Diphemylan	言语不清、头晕、不协调、复视、眼球震颤和恶心；长期使用，面部粗糙和牙龈过度生长
	扑痫酮	扑米酮	肌肉不协调、头晕、眩晕、头痛和多动
	卡马西平	得理多	没有严重的不良反应
	苯巴比妥	鲁米那、鲁米艾尔	嗜睡、抑郁和头痛
失神性发作	乙琥胺	扎兰丁	
肌阵挛性癫痫发作	苯妥英钠	荻兰汀	参见"苯妥英钠"
	氯硝西泮	克诺平	参见"苯妥英钠"
癫痫持续状态	地西泮	安定	头晕、嗜睡、共济失调、恶心、视力模糊、头痛、言语不清、意识模糊和记忆受损

　　脑积水是由于脑脊液（cerebral spinal fluid, CSF）形成与吸收之间的不平衡导致的 CSF 病理性积聚。

脑积水

在婴儿中，脑积水的症状包括：

■ 头围增加超过正常值
■ 囟门凸出
■ 缝合线过度扩大
■ 头皮静脉扩张
■ 呕吐
■ 嗜睡
■ 喂养困难，包括反流和误吸
■ 眼睛偏离水平线（落日征）

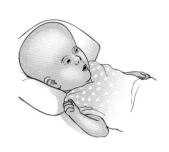

在儿童时期，体征可能包括轻微的锥体束征，导致：

■ 精细动作不协调
■ 视觉空间混乱
■ 感知运动缺陷
■ 智力表现下降

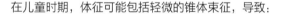

医疗上的红旗征

分流障碍		
症状	可能的原因	处理
• 头痛 • 呕吐 • 癫痫发作行为 • 嗜睡 • 神经系统状态的改变，包括认知功能、言语、视力或力量降低 • 易怒	• CSF 积聚压力增加	• 立即转诊给医师

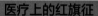

神经康复检查手册

分流感染		
症状	可能的原因	治疗措施
• 发热 • 沿着分流的路径出现红斑或触痛 • 嗜睡 • 易怒 • 腹部不适	• 接触表皮葡萄球菌和金黄色葡萄球菌	• 立即转诊给医师

物理治疗检查

病史
获取分娩、发育和手术史（参见第二章）

测试和测量

测试和测量的描述见第二章。

人体形态学特征
评估

■ 头围（参见第二章）

可能的结果

■ 头围将大于正常范围
■ 前额隆起是脑积水的一个特征

觉醒、注意力和认知（参见第二章）
■ 儿童残疾评定量表

脑神经 / 周围神经完整性（参见第二章）
评估

■ 脑神经 II、III、IV、VI、IX、X 和 XII

可能的结果:

- ■ 视神经萎缩
- ■ 眼部肌肉麻痹
- ■ 眼球震颤
- ■ 上睑下垂
- ■ 咽喉功能障碍
- ■ 吞咽困难

环境、家庭和工作障碍
评估

- ■ 学校功能评估（参见第二章）

步态、移动和平衡
平衡评估（参见第二章）

- ■ 应在功能位下评估平衡，包括坐位、跪位、有或无干扰下站立位；评估措施包括
  - ■ 小儿平衡量表
  - ■ 计时起立 – 行走测试

肌肉性能
评估

- ■ 达到合适年龄时，应进行徒手肌力检查和 ROM 评估

可能的结果

- ■ 上肢无力是一个常见的特征

神经运动发育与感觉统合
评估（参见第二章）

- ■ Milani-Comparetti 运动发育筛查测试
- ■ 儿童残疾评定量表
- ■ Bruininks-Oseretsky 运动能力测试第 2 版（BOT-2）
- ■ 感觉统合和实践测试
- ■ Pathway 成长与发育图

可能的结果

- ■ 神经运动发育将取决于手术干预的时间和现有的并发症，如脊髓脊膜膨出

反射完整性

评估

- 应测试婴儿的原始反射
- 腱反射

可能的结果

- 下肢中度痉挛和上肢轻度痉挛
- 可能会出现角弓反张姿势

肌营养不良
说明 / 概述

有超过 30 种遗传性肌营养不良症，其特征是进行性肌无力和骨骼肌退化。发病年龄和病程因类型而异。

肌营养不良和疾病进展的常见形式

类型：Becker 肌营养不良（BMD） **检测年龄**：2~20 岁初 **早期症状**：骨盆、上臂、大腿功能障碍 **晚期症状**：进展缓慢；可以行走直到 30 多岁 **肌肉参与**：见 Duchenne 肌营养不良 **预期寿命**：30~40 岁
类型：先天性肌营养不良（CMD）—包括 Fukuyama 　肌营养不良在内的几种类型 **检测年龄**：出生时 **早期症状**：面部和四肢肌肉严重无力；肌张力低下； 　关节挛缩 **晚期症状**：进展缓慢；言语延迟；癫痫发作；可能很 　晚才会行走，但往往没有这种能力 **肌肉参与**：见插图 **预期寿命**：青少年到 30 岁

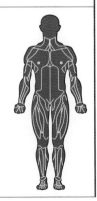

类型：Duchenne 肌营养不良（DMD） **检测年龄**：3~5 岁 **早期症状**：上楼梯困难；站起来困难 **晚期症状**：12 岁无法行走；呼吸和心脏受损 **肌肉参与**：见插图 **预期寿命**：少年晚期至 30 岁	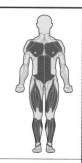
类型：面肩肱型肌营养不良（FSHMD） **检测年龄**：青少年 / 成年早期 **早期症状**：面部、肩胛带、上肢和胸部无力 **晚期症状**：缓慢进展到腹部、足部、骨盆带和下肢；咀嚼、吞咽和说话受损；也许不会失去行走的能力 **肌肉参与**：见插图 **预期寿命**：不一定，但可以寿命正常	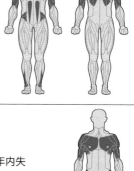
类型：肢带型肌营养不良（LGMD） **检测年龄**：青少年 / 成年早期 **早期症状**：骨盆和肩胛带无力 **晚期症状**：四肢无力进展缓慢；发病后 20 年内失去行走能力 **肌肉参与**：见插图 **预期寿命**：可能有正常的寿命	

注意事项

- 不活动和缺乏负重活动与骨量减少、骨质减少、骨质疏松和骨折有关

物理治疗检查

病史

■ 回顾妊娠和分娩并发症、出生体重，以及任何新生儿期和围产期的问题。回顾医疗问题、喂养问题和其他与健康有关的问题

测试和测量

测试和测量的描述参见第二章。

有氧代谢能力 / 耐力（参见第二章）
可能的结果

■ 疲劳是肌营养不良的常见因素
■ 随着体力活动减少，有氧代谢能力下降

人体形态学特征（参见第二章）
可能的结果

■ DMD 和 BMD 与腓肠肌肥大有关，可能与三角肌、股四头肌和前臂伸肌群有关

辅助和适应性器具
注意事项

■ DMD 患者通常需要在 12 岁之前经常使用轮椅
■ 可能需要手动和电动轮椅帮助实现独立移动

评估—评估以下需求

■ 晚上休息时使用夹板，以防止挛缩
■ 步行器或助行器
■ 定制座椅、婴儿车或轮椅
■ 机械升降装置
■ 适应性器具，如专用马桶座圈、浴室座椅、滚动淋浴、适应性床

循环系统（参见第二章）

可能的结果

■ DMD 通常与心脏扩大、持续性心动过速、心肌衰竭有关

环境、家庭和工作障碍

评估

■ 学校功能评估（参见第二章）
■ 评估使用矫形器、辅助器具和（或）轮椅来操纵环境的能力

步态、移动和平衡

平衡评估（参见第二章）

■ 小儿平衡量表

步态评估

■ 描述步态的组成部分，包括步幅、支撑面、脚跟接触、速度和平衡

可能的结果

■ 请参阅前面的表格了解对行走的期望，这取决于肌营养不良的类型
  ■ 在 DMD 和 BMD 中，由于行走能力受到影响，侧向躯干摆动增加，导致"蹒跚"步态

皮肤完整性

注意事项

■ 应根据皮肤的活动水平进行适当的检查

评估（参见第二章）

神经康复检查手册

运动功能
可能的结果

- DMD 患者做 Gower 动作，即以一种独特的姿势站立起来

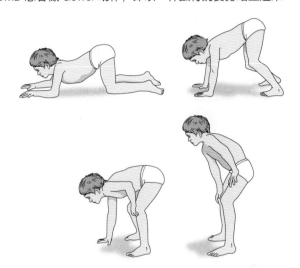

肌肉性能
评估

- 徒走肌力评定和测力计法

可能的结果

- 肌无力的模式请参阅前面的表格
- 肌无力通常是对称的
- DMD 导致腓肠肌假性肥大，有时还会导致三角肌和冈下肌假性肥大
- FSHDM 导致翼状肩胛，口周肌肉肌无力

神经运动发育与感觉统合
（参见第二章）

评估

- 儿童残疾评定量表（6 个月 ~7.5 岁）
- Bruininks-Oseretsky 运动能力测试第 2 版（BOT-2）
- Duchenne 肌营养不良 Vignos 功能评定量表（见下文）

矫形器、保护性器具和支持性器具

注意事项

- 对于正在成长的儿童，需要持续评估矫形器是否适配

评估—评估以下需求

- 步行用踝 – 足矫形器
- 用于脊柱侧凸的胸腰骶矫形器

姿势

评估（参见第二章）

可能的结果

- 脊柱侧凸在所有类型的肌营养不良中很常见
- DMD 与进行性腰椎前凸相关；DMD 和 FSHMD 经常导致翼状肩胛

关节活动范围

评估

- 对所有肢体进行全范围的活动角度测量

可能的结果

- BMD 与高弓足畸形有关
- CMD 在疾病早期与关节挛缩相关，特别是在下肢和肘部；髋关节半脱位或脱位可能会发生
- DMD 导致腓肠肌 – 比目鱼肌和阔筋膜张肌紧张

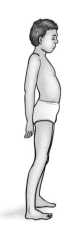

反射完整性

评估（参见第二章）

可能的结果

■ DMD 和 BMD 与肌腱反射减少有关

自我照护和家庭管理（详见第二章）

评估

■ 儿童残疾指数评估
■ 儿童功能独立性评定

通气和呼吸

评估（参见第二章）

■ 胸部扩张 / 呼吸偏移和呼吸模式
■ 咳嗽的力量

可能的结果

■ 所有类型的肌营养不良都会使呼吸能力下降，并频繁感染

疾病特异性测试和测量

Duchenne 肌营养不良 Vignos 功能评定量表

1. 独立走路和爬楼梯
2. 在栏杆的帮助下行走和爬楼梯
3. 借助栏杆慢慢地行走和爬楼梯（行走 8 个标准步超过 25 秒）
4. 可步行，但不能爬楼梯
5. 可协助下步行，但不能爬楼梯或离开椅子
6. 只能靠别人的帮助或借助支架行走
7. 轮椅：可坐直，移动轮椅，可在床和轮椅上进行 ADL
8. 轮椅：可坐直，在没有帮助的情况下，不能在床和轮椅上进行 ADL
9. 轮椅：只有靠支撑才能坐直，只能做少量的 ADL
10. 床上：没有协助就不能做 ADL

药物			
适应证	通用名	商品名	常见的不良反应
肌肉退化	强的松	德尔塔松、奥卡松、Pred-Pak	体重增加、库欣外观、骨质疏松、伤口愈合慢
呼吸道感染	广谱抗生素		因使用的抗生素而异

惠允引自：Vignos PJ, Spencer, GE, Archibald, KC. Management of progressive muscular dystrophy. JAMA. 1963;184:103–112.

新生儿神经系统疾病

在产前和围产期发生的许多医疗状况对婴儿或儿童的发育具有类似的影响。以下情况列在一起，因为每个诊断类别的新生儿评估过程是相似的。本节包括以下内容。

缺氧缺血性脑病

缺氧缺血性脑病（hypoxic ischemic encephalopathy, HIE）由缺氧（氧供应减少）或缺血（血液供应减少）引起，导致细胞破坏。

HIE 的后遗症各不相同，可能包括吸吮减弱、烦躁、认知障碍、不同程度的脑瘫（CP）伴有低张力、痉挛或手足徐动症。在中度 HIE 中，婴儿可能极度嗜睡，表现为癫痫发作、拥抱反射减弱和吸吮反射减弱。

脑室内出血

导致脑室内出血（IVH）的因素包括呼吸状态不稳、低氧血症和无法耐受的血压变化。使用出血分级系统，其中 I 级代表孤立出血，IV 级除了脑室周围出血性梗死外还涉及 IVH。IV 级患儿患有精神发育迟滞、癫痫发作和脑瘫的风险最高。

低出生体重

低出生体重儿分为 3 类：

- 低出生体重儿　　　　　　　　小于 2500g
- 极低出生体重儿　　　　　　　小于 1500g
- 超极低出生体重儿　　　　　　小于 1000g

　　低出生体重儿更容易患脑瘫，并且癫痫发作、感觉神经性听力减退、学习障碍和注意缺陷障碍的发生率更高。这些并发症在极低出生体重儿和超极低出生体重儿中更严重。

脑室周围白质软化症

　　脑室周围白质软化（PVL）是脑室周围脑白质坏死，这一部位负责下肢的运动控制和肌张力。PVL 主要的长期神经学后果之一是痉挛性双瘫，通常伴有智力和视觉 – 运动障碍。

早产

　　怀孕 37 周之前出生的婴儿被认为是早产儿。

医疗上的红旗征

　　新生儿监护治疗病房中的婴儿非常脆弱。医疗专业人员必须了解新生儿在生理和行为上的应激体征，这些征象表明新生儿正在努力维持机体内环境稳定。在这种情况下，应停止或调整治疗计划。一些应激体征包括：

- 皮肤颜色变化，包括发绀和皮肤斑点
- 血压、呼吸频率和心率的变化
- 血氧饱和度降低
- 打哈欠和（或）打喷嚏
- 做鬼脸
- 呃逆
- 呕吐
- 肌张力的变化
- 杂乱的运动
- 易怒
- 凝视；面无表情

癫痫发作可能出现一些微小的变化，如肌张力增加、四肢僵硬、呃唇或吸吮。

物理治疗检查

病史

■ 在进行任何评估之前，需要详细询问新生儿病史，包括妊娠、分娩、医疗问题和孕龄。

■ 发育"里程碑"（参见第二章）

测试和测量

人体形态学特征
评估

■ 头围

■ 头部形状，包括斜头畸形（不对称枕骨扁平化）

觉醒、注意力和认知
注意事项

■ 在所有的评估和治疗过程中都应该观察和考虑婴儿的行为状态

■ 仅在婴儿处于警觉状态且未表现出行为或生理应激体征时进行评估

评估

■ Peabody 运动发育量表第 2 版

■ 婴儿运动表现测试（受孕后 34 周至足月后 4 个月）

循环系统
评估

■ 定期监测血氧饱和度、呼吸频率、血压和血气值

神经运动发育与感觉统合
注意事项

■ 当婴儿休息并处于警觉状态时,首先观察姿势和自发运动

评估(参见第二章)

■ 描述运动的质量和模式
■ Pathway 成长与发育图
■ 婴儿运动表现测试
■ Milani-Comparetti 运动发育筛查测试(出生至 2 岁)
■ 婴儿运动评估(出生至 12 个月龄)

疼痛
注意事项

■ 对疼痛刺激缺乏反应表明脑干功能障碍或严重的弥漫性皮质损伤

评估

■ FLACC 量表(参见第二章)

姿势
评估

■ 斜颈
■ 休息和警觉时的姿势调整;注意任何不对称或偏差

关节活动范围
注意事项

■ 由于在子宫内的生理性屈曲姿势,新生儿活动范围局限;因此,
  他们可能髋关节和膝关节伸展受限和踝关节跖屈受限
■ 注意任何被动运动受限

反射完整性

注意事项

- 婴儿姿势可以提供肌张力异常的证据
- 肌张力将根据以下情况而变化
  - 觉醒 / 警觉状态
  - 一天中不同的时间
  - 意志运动
  - 紧张与非紧张情况
  - 医疗状况
  - 药物治疗

评估

- 使用婴儿运动评估中的肌张力部分
- 触诊腹部肌肉以确定其是绷紧还是柔软
- 描述性评估应包括以下内容
  - 肌张力如何影响运动和功能
  - 快速拉伸和主动运动如何影响肌张力
  - 异常肌张力的严重程度和分布

通气和呼吸

- 观察呼吸模式、咳嗽和打喷嚏
- 不良应激体征，包括呼吸困难、胸部收缩、鼻翼扩张、吸气喘鸣和使用辅助呼吸肌
- 嘴唇和甲床发绀

分娩性臂丛神经损伤
说明 / 概述

　　本节介绍分娩性臂丛神经损伤（obstetrical brachial plexus injuries, OBPP），包括 Erb-Duchenne 麻痹、Klumpke 麻痹和 Erb-Klumpke 麻痹。

分娩性臂丛神经损伤

OBBP	神经根	临床表现	感觉缺失
厄尔布麻痹或厄尔布 – 迪谢内麻痹（Erb-Duchenne palsy）	C5~C6	肢体内收、内旋；肘关节伸展；前臂旋前和腕关节屈曲；可能发生翼状肩胛；抓握功能正常	肌皮神经分布区
Klumpke 麻痹	C7~T1	肘关节和肩关节功能正常；肱三头肌、前臂旋前肌、腕部和手指的屈伸肌均无力；没有手功能；C7 受累可导致 Horner 综合征	第一胸部皮区分布区（手部尺侧 / 前臂）
Erb-Klumpke 麻痹	C5~T1	四肢瘫痪	C5~T1 分布区

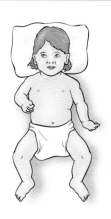

同侧膈肌麻痹		
症状	可能的原因	处理
● 胸部运动减少 ● 单侧膈肌抬高 ● 呼吸窘迫 ● 发绀	● 膈神经损伤导致同侧 膈肌麻痹	● 停止治疗 ● 立即转诊

神经康复检查手册

预防措施

■ 评估和治疗干预应在出生 1～2 周后进行，以减少出血和减轻水肿；在此期间，应通过将手臂固定在胸部来固定部分肢体

■ OBPP 与锁骨、肱骨骨折及肩关节半脱位有关

■ 瘫痪/虚弱的状态可能导致肩关节或肘关节脱位；抱起和进行肢体运动时应采取预防措施

物理治疗检查

病史

请参阅第二章。

■ 获得产前、出生和婴儿病史

测试和测量

测试和测量的描述见第二章。

人体形态学特征

可能的结果

■ 瘫痪可能导致患肢生长减慢

辅助和适应性器具

评估—评估以下需求

- 用于定位和保护的休息手夹板
- 用于减少手腕伸展的背部翘起夹板
- 用于定位和允许承重活动的空气夹板
- 夹板有助于保持活动范围和协助发挥功能

脑神经和周围神经完整性

评估

- 对受累的肢体进行周围神经评估（参见第二章）

皮肤完整性

评估

- 检查婴儿和幼儿的指甲、手指和手

可能的结果

- 因 OBPP 导致感觉缺失的婴儿和儿童可能会咬指甲和手，这会导致组织损伤和感染；这在全神经丛麻痹的病例中最常见

关节完整性和活动性

注意事项

- 由于桡肱关节有脱位的风险，将肘关节旋后时应小心
- 避免过度拉伸肌肉

评估

- 上肢、肩胛骨、颈部和躯干的活动范围和活动性

可能的结果

- 肩部和肘部可能出现半脱位或脱位
- 肩胛骨活动性可能会减弱

运动功能

注意事项

- OBPP 可能涉及不完全病变或混合病变，因此重要的是促进运动恢复并彻底评估运动功能

评估

- 评估自发的和辅助的运动

肌肉性能
评估

- 观察并促进积极的、自发的运动
- 尽可能增强单块肌肉和肌群的肌力
- 对大龄儿童和成年人进行徒手肌力检查

可能的结果

- Erb-Duchenne 麻痹会影响菱形肌、肩胛提肌、前锯肌、肩胛下肌、三角肌、冈上肌、冈下肌、小圆肌、肱二头肌、肱肌、肱桡肌、旋后肌，以及手腕、手指和拇指的长伸肌
- 全神经丛麻痹会影响与 Erb-Duchenne 麻痹相关的肌肉、手和手腕的固有肌肉，以及手指屈肌和伸肌
- Horner 综合征可伴随 OBPP；它涉及颈交感神经干麻痹，导致瞳孔收缩、眼球陷入眼眶、眼睑下垂，以及面部受影响一侧出汗减少

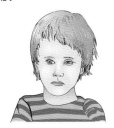

神经运动发育与感觉统合
评估（参见第二章）

- 儿童残疾评定量表
- Bruininks-Oseretsky 运动能力测试第 2 版（BOT-2）
- Pathway 成长与发育图

矫形器、保护性器具和支持性器具
评估—评估以下需求

- 动态和静态夹板，贴扎，矫形内衣和捆扎系统，矫形器，有助于肩部稳定性、活动性和改善姿势的调整

姿势
评估

- 持续评估颈部和（或）躯干的不对称性
- Adam 前曲测试（参见第二章）

可能的结果

- 脊柱侧凸可能由肌肉不平衡和不对称的运动模式引起

关节活动范围
评估

- 受累肢体的主动和被动活动范围测量
- 观察婴幼儿的关节活动范围
- 肩关节挛缩形成的肩关节活动范围

可能的结果

- 挛缩经常发生在：肩胛骨前伸；肩关节伸展、内收和内旋；肘关节屈曲；前臂旋前；手腕和手指屈曲

反射完整性
评估

- 拥抱反射、肱二头肌反射和桡骨反射
- 原始反射

可能的结果

- 受累肢体可能缺乏大部分单侧反射

感觉完整性
评估

- 根据患者的年龄，进行完整的感觉测试

可能的结果

- 虽然感觉可能遵循皮区的走行，但情况并非总是如此，尤其是存在不完全病变的情况下

通气和呼吸

评估

■ 呼吸状态，可能因膈神经受累而导致膈肌麻痹

可能的结果

■ 症状可能包括呼吸困难、呼吸过程中胸部运动不对称及频繁的肺部感染

疾病特异性测试和测量

Eng 恢复分类系统 [2]	
轻度病损	轻度的翼状肩；肩关节可外展 90° 或更多；肩关节旋转轻度受限；手功能正常；发汗和感觉功能正常
中度病损	中度的翼状肩；肩关节外展小于 90°，并且出现其他肌肉代偿；肘关节屈曲挛缩；前臂无旋后，腕关节和手指伸肌的肌力减弱；手内在肌的肌力较好；发汗和感觉功能出现一些异常
重度病损	明显的翼状肩；肩关节外展小于 45°；严重的肘关节屈曲挛缩；前臂无旋后；手功能减弱或丧失；严重的发汗和感觉功能异常，或者存在肢体失认

惠允引自：From Eng GD, Binder H, Getson P, O'Donnell R: Obstetrical brachial plexus palsy (OBPP) outcome with conservative management. Muscle Nerve. 1996; Jul; 19(7):884–891.

Rett 综合征

（儿童期其他特定的脑部退行性变）

Rett 综合征（rett syndrome, RS）可导致弥漫性脑萎缩，和发育停滞有关，是女孩精神发育迟缓的主要原因，但也会影响男孩。

RS 有 4 个阶段，具有不同的发病年龄。

阶段	典型的发病年龄	体征和症状
I 发病初期	6~12 月龄	● 低血压 ● 微小的发育延迟，对环境的兴趣减少
II 发育快速倒退期	1~4 岁	● 头围增长缓慢 ● 重复手部动作，如吸吮手指和拍手；绞手是一个经典的标志 ● 口腔运动功能障碍包括沟通障碍和喂养困难 ● 胃食管反流 ● 呼吸不规则，包括呼吸暂停、屏气和过度通气 ● 类似自闭症的行为，包括失去目光接触、社交互动和沟通 ● 睡眠呼吸暂停和睡眠困难 ● 运动失用症 ● 步态共济失调 ● 自主神经功能紊乱伴四肢发绀和温度降低
III 假性稳定期	2~10 岁	● 失用症 ● 癫痫发作 ● 类似自闭症的行为减少 ● 社交互动、沟通和注意力有所改善
IV 晚期运动恶化期	寿命的第 2 个 10 年一虽然这个阶段可能不会发生	● 运动减少 ● 肌肉僵硬 ● 肌张力障碍 ● 脊柱侧弯 ● 功能性手部技能有一些改进 ● 癫痫发作可能减少

物理治疗检查

病史：应该获得完整的发育病史
请参阅第二章中的发育"里程碑"。

测试和测量

测试和测量的描述见第二章。

人体形态学特征
评估

- 头围测量

可能的结果

- 3 个月 ~4 岁之间头部生长减缓

辅助和适应性器具
评估—评估以下需求

- 定制座椅、婴儿车或轮椅（参见第二章）
- 步行器、步态训练器和其他辅助器具
- 机械升降装置

循环系统
注意事项

RS 与四肢血液循环减少有关，表现为发冷和发绀。

步态、移动和平衡
评估

- 观察性步态评估

可能的结果

- 通常会出现失用症和共济失调；僵硬的步态模式需要足够稳定的支撑；有时会看到用脚趾走路

运动功能
注意事项

■ 张力减退是 Rett 综合征的早期征兆之一；然后是肌张力障碍
■ 所有身体动作都会出现失用症，包括眼睛注视和言语

神经运动发育与感觉统合
评估

■ Bruininks-Oseretsky 运动能力测试第 2 版（BOT-2）
■ Pathway 成长与发育图

矫形器、保护性器具和支持性器具
注意事项

■ 如果使用，应检查脊柱侧凸矫形器的适合度

姿势
评估

■ 铅垂线
■ Adam 前曲测试用于检测脊柱侧凸（参见第二章）

可能的结果

■ 大约 80% 的 RS 患者出现脊柱侧凸 [6]

关节活动范围
注意事项

■ IV 期发生的不稳定性常导致关节挛缩

评估

■ 应定期进行测角测量，因为随着身体活动的减少，可能会出现挛缩

自我照护和家庭管理（参见第二章）
评估

■ 儿童残疾指数评估
■ 儿童功能独立性评定

通气和呼吸

评估

■ 休息、活动期间和活动后的生命体征

注意事项

■ RS 会出现呼吸不规则，包括呼吸暂停、屏气和过度通气

药物

药物可用于控制癫痫发作。请参阅癫痫部分。

摇晃婴儿综合征
说明 / 概述

摇晃婴儿综合征（shaken baby syndrome, SBS）通常发生在 3 岁以下且经常剧烈摇晃的婴儿身上，通常是为了阻止哭闹或其他不良行为。SBS 可导致严重的、有时甚至是致命的伤害和残疾。

■ 颅脑损伤　　　　　　　■ 蛛网膜下腔出血
■ 癫痫发作　　　　　　　■ 失明
■ 脑瘫　　　　　　　　　■ 脊髓损伤
■ 颅脑损伤　　　　　　　■ 精神发育迟缓
■ 死亡　　　　　　　　　■ 学习障碍

SBS 的症状包括：

■ 易怒　　　　　　　　　■ 进食减少
■ 癫痫发作　　　　　　　■ 反应能力下降
■ 呕吐　　　　　　　　　■ 呼吸改变

医疗上的红旗征

SBS 的症状值得紧急关注。

物理治疗检查

物理治疗评估将取决于 SBS 的后遗症。有关详细信息，请参阅相关章节，例如脑瘫、颅脑损伤等。

脊柱裂
说明 / 概述

脊柱裂（spina bifida, SB）（脊柱闭合不全）是一种神经管缺陷（neural tube defect, NTD），其中脊柱的骨骼在妊娠的第 1 个月内未能正确闭合。SB 有 3 种类型：

■ 隐性脊柱裂涉及一个或多个椎骨的不完全闭合，但不涉及脊髓或神经损伤

■ 覆盖脊髓的脑脊膜通过开口的椎骨凸出来，被称为"脊膜膨出"，脊髓保持完整并被皮肤覆盖，对神经通路几乎没有损伤

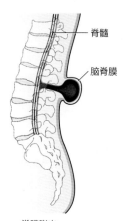

脊髓

脑脊膜

脊膜膨出

■ 当脑脊膜和脊髓神经根通过脊柱的开口处凸出时，会出现脊髓脊膜膨出；脊髓和神经经常暴露，导致低于脊髓脊膜膨出水平的瘫痪和感觉缺失

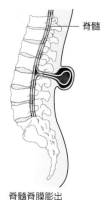

脊髓

脊髓脊膜膨出

■ 脊髓或马尾神经附着于脊柱时会发生脊髓栓系综合征；并发症可包括肌肉功能丧失、肌张力增加、大小便控制恶化，以及背部疼痛

医疗上的红旗征

病理性骨折		
症状	可能的原因	处理
• 疼痛（可能没有，取决于骨折区域的感觉） • 温热 • 肿胀 • 活动范围受限	• 骨质疏松症可导致瘫痪和不活动	• 立即转诊给医师

注意事项

■ 由于长期接触导管、分流管、夹板内衬、治疗球、弹力带和检查手套等产品，常常发生乳胶过敏，甚至可导致过敏反应

■ 关节活动范围、定位和操作应考虑到麻痹和感觉减弱；由于负重减少和肌肉不活动，可能造成骨质疏松

■ 即使短时间制动也会导致骨骼脱钙，使其更容易骨折

物理治疗检查

病史

■ 获取所有外科手术史和出生史

测试和测量

有氧代谢能力 / 耐力
注意事项

■ 应使用能耗测量来确定参与社区活动和功能活动的可行性

评估

■ 能量消耗指数（参见第二章）

辅助和适应性器具
注意事项

■ 应在整个生命周期内评估辅助和适应性器具需求，因为移动性可能随着年龄的增长而降低

评估—评估以下需求

■ 移动器具，包括拐杖、助行器、俯卧或仰卧站立架
■ 婴儿车和（或）轮椅
■ 适用于婴儿和儿童的适应性座椅
■ 辅助 ADL 器具，如拾物器（reachers）和转移板（过床滑板）

大小便控制
评估

- 儿童功能独立性评定
- 儿童残疾评定量表

可能的结果

- 很少实现自主大小便控制

循环系统
注意事项

- 通常与 SB 相关的脊柱侧凸可导致显著的心肺损害

评估

- 在休息、活动期间和活动后评估心率、血压、呼吸频率

环境、家庭和工作障碍
评估（参见第二章）

- 家庭评估表
- 学校功能评估

步态、移动和平衡
平衡评估（参见第二章）

- 如果患者能够保持这些姿势，评估坐位、跪位、站立位时的平衡能力
- 小儿平衡量表
- 请参阅"神经运动发育"部分

步态和移动评估

- 步态的描述性评估
- 在任何辅助器具和矫形器辅助下进行步态评估
- 在不同环境和地形中进行步态评估

可能的结果

- 行走能力取决于参与程度；当运动平面在 L5、股四头肌肌力良好时，成为社区步行者的可能性最大
- 行走通常需要使用矫形器和辅助器具

皮肤完整性
注意事项

- 感觉缺失导致压疮发生
- 乳胶过敏可导致皮疹和皮肤损伤

评估

- 皮肤完整性（参见第二章中"压疮好发部位"）
- 在第二章中的压疮分类表中记录压疮

可能的结果

- 压疮的常见部位包括：会阴；脊柱后凸曲线的顶点位置；骨性突起，特别是下肢；石膏和矫形器的压力区域；大小便浸渍的皮肤

关节完整性和活动性
评估

- 关节对齐和活动性，特别是在快速生长期

可能的结果

- 肌肉不平衡会导致关节周围松弛

运动功能
评估（参见第二章）

- Bruininks-Oseretsky 运动能力测试第 2 版
- Peabody 运动发育量表第 2 版（PDMS-2）
- 儿童残疾指数评估（PEDI）

肌肉性能

评估

- 初步评估肌力，以确定受累肌肉的分布 / 严重程度和病变程度
- 婴儿：处于警觉状态，使用各种方法评估所有的主动运动，以引出主动运动，包括抚摸、挠痒、针刺或保持抗重力姿势；评估肌肉 / 肌肉群的力量或指定"存在"或"缺乏"
- 在儿童成长过程中，定期进行评估，因为脊髓内和脊髓周围的异常可导致肌力发生变化

脊髓脊膜膨出的神经系统综合征	
L3 以上	• 完全性截瘫和皮区感觉缺失 • 大小便失禁 • 无法行走
L4 及以下	• 与"L3 以上"相同，但保留屈髋肌、髋内收肌、伸膝肌 • 辅助步行，支撑步行，需要进行骨科手术
S1 及以下	• 与"L4 及以下"相同，但保留足背屈，部分保留伸髋肌和屈膝肌 • 少量辅助下可步行
S3 及以下	• 正常的下肢运动功能 • 鞍区麻痹 • 大小便失禁

腰骶神经根节段性神经分布

神经根	髋关节	膝关节		泌尿生殖器	膀胱
L1				射精	括约肌,张力
L2	屈肌 2, 3	内收肌和内旋肌 2, 3, 4	伸肌 2, 3, 4		**L1**
L3					**L2**
L4	膝跳反射	2,3,4,5	内翻肌 4	屈肌 5, 1	伸肌 5, 1		**L3**
L5	伸肌 外旋肌	4, 5	背伸肌 1	屈肌 1, 2		**L4**
S1	跟腱反射		外翻肌 1	内在肌 2, 3	勃起	闭尿	**L5**
S2			趾屈肌		膀胱（副交感神经）	尿失禁	**S1**
S3						**S2**
						S3

145

神经运动发育与感觉统合
评估（参见第二章）

- 儿童残疾指数评估（PEDI）
- Bruininks-Oseretsky 运动能力测试第 2 版
- 视觉 – 运动整合测试
- 视觉感知技能测试
- Pathway 成长与发育图

矫形器、保护性器具和支持性器具
注意事项

- 通常需要支具 / 矫形器，以防止挛缩 / 畸形和帮助活动

评估—评估以下需求

- 站立架，往复式步态矫形器（RGO），髋 – 膝 – 踝 – 足矫形器（HKAFO），膝 – 踝 – 足矫形器（KAFO），踝 – 足矫形器（AFO）
- 脊柱矫形器，包括胸腰骶矫形器或腰骶矫形器

疼痛
注意事项

- 背部疼痛可能由腰椎前凸增加、髋关节屈曲挛缩及脊髓栓系综合征引起

评估（参见第二章）

- 通用疼痛评估量表
- FLACC（面部、腿部、活动、哭泣、可安慰性）量表（参见第二章）

姿势
注意事项

- 椎体畸形、肋骨异常和肌肉不平衡导致多种姿势畸形，包括腰椎前凸增加、头前倾、圆肩、脊柱后凸和脊柱侧凸

评估

- Adam 前曲测试用于检测脊柱侧凸（参见第三章）

可能的结果

- 经常发生脊柱侧凸
- 由于先天性缺陷和髋关节屈曲挛缩而发生脊柱前凸
- 脊柱后凸常见于高节段 SB

关节活动范围
注意事项

- 需要在整个生命周期内监控 ROM 和关节对齐
- 经常发生先天性髋关节半脱位和脱位；因此，应避免髋关节内收超过中线
- 评估 ROM 时，应考虑到瘫痪、感觉减退和骨质疏松

评估

- 所有 ROM 的测角测量作为基线；至少每年 2 次评估受累关节的 ROM

可能的结果

- 由于先天性畸形、全身残存肌肉无力、肌肉麻痹和关节周围肌肉活动失衡，经常发生 ROM 受限和关节畸形
- 可能发生畸形足和摇椅畸形
- 最常见的挛缩包括
  - 高位病变—髋关节屈曲、外展、外旋；膝关节屈曲、踝关节跖屈腱和马蹄足内翻
  - 中胸至低腰椎病变—髋关节和膝关节屈曲挛缩、跟骨外翻和踝关节旋前
  - 骶骨病变—髋关节和膝关节屈曲，踝关节内翻或外翻

反射完整性
评估

有关说明，请参阅第二章。

评估

- 腱反射
- 原始反射

- 姿势反应，包括平衡和翻正反应
- 改良 Ashworth 痉挛评定量表

可能的结果

- 肌张力可以从松弛到痉挛

自我照护和家庭管理（参见第二章）
评估

- 儿科残疾指数评估
- 儿童功能独立性评定

感觉完整性
评估

- 根据患者的年龄，应评估全身的感觉完整性，包括感觉、两点辨别觉、本体感觉、运动觉、轻触觉、针刺觉、振动觉、位置觉和温度觉（参见第二章）
- 在婴幼儿中，应评估深触觉、轻触觉和针刺觉等感觉
- 测试感知区域，包括空间意识和图形—背景辨别觉
- 测试应沿着感觉皮区水平完成，评定为正常、受损或缺失

可能的结果

- 通常没有清晰的感觉和运动水平，甚至在皮区内也可能存在感觉缺失的"跳跃"区域

通气和呼吸
注意事项

- 脊柱侧凸和其他脊柱畸形可导致通气能力下降

评估

- 潮气量
- 使用膈肌

药物			
适应证	通用名	商品名	常见的副作用
神经源性膀胱症状（尿频、膀胱过度活动和尿失禁）	奥昔布宁	尿多灵、奥昔布宁	头晕、嗜睡、视力模糊和便秘
尿路感染	广谱抗生素		因使用的抗生素不同而不同

第四章　中枢神经系统非进展性疾病

中枢性前庭功能障碍

说明 / 概述

中枢性前庭功能障碍（central vestibular dysfunction, CVD）症状包括：

- 重度平衡障碍
- 持续性眩晕；不因视觉注视而减弱
- 恶心
- 重度的视振荡（感觉静止物体在移动）
- 速度恒定的眼球震颤 [垂直和（或）摆动]

CVD 通常伴有：

- 运动失调（轮替运动障碍、共济失调）
- 姿势不平衡
- 听力减退

医疗上的红旗征

症状	可能的原因	处理
晕厥伴轻度头痛	直立性或运动性低血压 心律失常或心脏疾病	停止治疗 测量血压 转介给医师
头晕伴觉醒水平下降或 意识改变	脑干梗死	停止治疗 立即就医

物理治疗检查

病史

详细的病史信息，请参阅第二章。

- 获得跌倒和平衡障碍的描述和相关情况
- 装配眼镜的情况，包括近期的变化和最近一次眼科检查的日期等

主观性检查

- 让患者描述他们的"头晕"，包括恶化症状和症状持续时间的情况
- 使用视觉模拟评分法（10cm 长的横线），让患者评估其水平
  - 失调
  - 视振荡
  - 眩晕
  - 头部运动诱发的症状

测试和测量

脑神经和周围神经完整性

注意事项

- Frenzel 镜片可以放大眼睛，以评估眼球震颤的情况

评估

- 注意第 II、III、IV、VI 和 VIII 对脑神经
- 第六章提到的前庭系统测试包括
  - Dix-Hallpike 试验
  - 前庭 – 眼反射
  - 甩头试验
  - 摇头性眼震试验

可能的结果

- 眼睛平稳追踪和扫视的眼部运动通常受损害
- 第 IX～XII 对脑神经的异常情况可能是肿瘤引起的

步态、移动和平衡
平衡评估

- 在使用或不使用辅助、适应性和矫形器具的情况下进行功能活动
- 静态平衡测试（参见第二章）
  - 闭目直立测试
  - Tandem（强化）闭目直立测试
  - 单腿站立测试
- 动态平衡测试（参见第二章）
  - 功能性前伸测试
  - 多向伸展测试
  - Berg 平衡量表
  - 平衡感觉相互作用临床测试
  - 平衡与步态量表

可能的结果

- 向一个方向跌倒可能表明前庭系统功能障碍
- 闭目直立测试时静眼及闭眼均不稳定，这可能表明存在小脑功能障碍
- Tandem（强化）闭目直立测试通常都表现为阳性
- 单腿站立不常见

步态和移动评估（参见第二章）

- 4 项动态步态指数
- 在评估步态时，同时让患者头部左右转动

可能的结果

- 可能存在共济失调步态
- 头部左右转动时，出现平衡障碍和共济失调加重的情况

跌倒效能和跌倒预测

评估

- Tinetti 跌倒效能量表（参见第二章）

可能的结果

- CVD 与跌倒的高风险有关

运动功能

评估

- 上肢和下肢协调功能（参见第二章）
- Rivermead 活动指数（Rivermead Mobility Index）（参见第二章）

注意事项

- 严重的共济失调常伴有 CVD
- 在启动和协调维持平衡所需的动作时，往往存在不足

姿势

评估（参见第二章）

可能的结果

- 中枢性前庭病理变化患者可能会出现头部向一侧倾斜

关节活动范围

评估

- 做 Dix-Hallpike 试验、前庭 – 眼反射、甩头试验和摇头性试验之前，应确定颈部 ROM

疾病特异性测试和测量

- 眩晕障碍量表（参见第六章）

周围与中枢性前庭功能障碍		
症状	周围神经系统	中枢神经系统
平衡障碍	轻度到中度，不影响步行能力	明显；不能保持站立或行走
听力障碍	多见；轻度听力减退（梅尼埃病）	少见，但伴有小脑前下动脉损伤
恶心	中度到重度	程度不一，但通常属于轻度

周围与中枢性前庭功能障碍		
症状	周围神经系统	中枢神经系统
神经系统症状	少见	伴有运动或感觉障碍；巴宾斯基征阳性；构音障碍；肢体共济失调或反射亢进
眼球震颤	存在；位置测试出现特定方向的响应模式；通常为单向；重复易疲劳	经常出现特定方向；对疲劳没有响应模式；可能是垂直的；也可能是单向的或多向的，取决于头部位置
眼球震颤－视觉注视导致的	控制水平减弱和垂直眼球震颤	不影响
视振荡	轻微，除非病变是双侧的	重度
眼扫视	不影响	减弱
耳鸣	梅尼埃病；可能有听神经瘤	无

药物			
适应证	通用名	商品名	副作用
头晕、运动病、眩晕	氯苯甲嗪	波那明、博宁	视力模糊、意识模糊、嗜睡、尿潴留

脑血管意外（cerebrovascular accident, CVA），或称脑卒中，是指大脑血液流动中断，导致短暂或永久性神经功能缺损。[1]

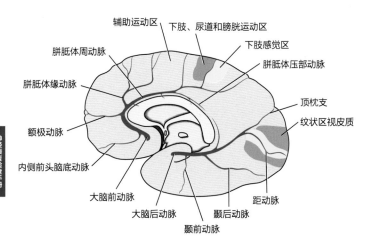

神经康复检查手册

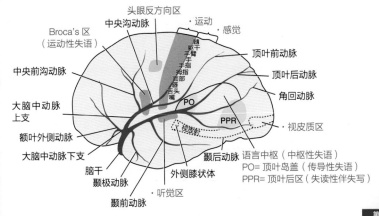

惠允引自：Adapted from Ropper AH. Adams and Victor's Principles of Neurology. 8th ed. New York: McGraw-Hill Medical Pub; 2005, pp. 668, 670.

与血流中断相关的常见综合征包括：

缺血性脑卒中

大脑中动脉

■ 对侧偏瘫

■ 意念运动性失用

■ 同侧偏盲

■ 对侧感觉缺失

■ 皮质感觉缺失，包括两点辨别觉、触觉和重量觉

左侧半球脑梗死

■ 对侧空间忽略

■ 可能存在对侧视野缺损

■ 失语症：运动性失语或感觉性失语

大脑后动脉

- 协调障碍，如震颤或共济失调
- 对侧同向偏盲
- 皮质盲
- 认知障碍、记忆障碍
- 对侧感觉障碍
- 感觉迟钝
- 丘脑综合征（轻触觉或温度觉变化引起的剧烈疼痛的异常感觉）
- Weber 综合征（动眼神经麻痹）

大脑前动脉综合征

- 对侧下肢单瘫
- 对侧下肢感觉缺失
- 皮质感觉缺失
- 失用症
- 健忘症

基底动脉

- 偏瘫、四肢瘫痪或闭锁综合征（意识和眼球运动完好的四肢瘫痪）
- 同侧 Horner 综合征（参见第三章）
- 对侧躯干和肢体的部分或所有感觉系统功能减退

椎动脉

- 偏瘫
- 对侧肢体疼痛和皮温降低
- Horner 综合征（上睑下垂、瞳孔缩小、无汗）
- 第 IX、X、XII 对脑神经受累

出血性脑卒中

- 偏瘫
- 感觉缺失
- 同侧视野缺损

医疗上的红旗征

神经功能的变化

症状	可能的原因	处理
• 觉醒水平下降、患侧瞳孔增大、肌张力和（或）腱反射突然改变	• 脑水肿 • 再次脑卒中	• 停止治疗并立即就医

深静脉血栓

常见于下肢

症状	可能的原因	处理
• 病变部位伴有肿胀、发热和红斑（尤其是患侧） • Homans 征阳性	• 制动是下肢深静脉血栓形成的因素	• 停止治疗并立即就医

吞咽困难

症状	可能的原因	处理
• 吞咽时疼痛 • 窒息 • 误吸 • 气道阻塞 • 肺炎	• 吞咽肌协调障碍 • 吞咽反射减弱 • 舌咽肌力减弱 • 脑神经受损	• 误吸时应立即就医 • 必要时，给予海姆立克（Heimlich）急救法或心肺复苏术 • 语言治疗（进食）

■ 脑卒中通常与血管疾病有关，因此在开始治疗前应获得医师的许可

物理治疗检查

病史

详情请参阅第二章。

注意事项

■ 既往脑卒中史会影响预后，并可导致多梗死性痴呆

测试和测量

有氧代谢能力 / 耐力

评估（参见第二章）

■ 2 分钟或 6 分钟步行测试（监测生命体征）
■ 步行测试后，需要评估：
  ■ 医学研究委员会呼吸困难量表（参见第二章）
  ■ Borg 自感劳累分级（参见第二章）

可能的结果

■ 脑卒中患者步行时的耗氧量要大得多[1]

觉醒、注意力和认知

注意事项

■ 如果有语言障碍，可通过图片、手势、视觉提示等交流形式

评估（参见第二章）

■ 格拉斯哥昏迷量表（参见第四章）
■ 简易精神状态量表（参见第二章）

可能的结果包括

■ 运动性失语和（或）感觉性失语症
■ 注意力障碍
■ 记忆障碍，包括陈述性记忆和程序性记忆
■ 执行功能障碍

辅助和适应性器具
评估

- 步行辅助器具，包括单拐、四脚拐、有轮助行器和助行器（如果上肢功能足够好）
- 使用辅助器具进行穿衣等 ADL
- 完成轮椅检查清单

可能的结果

可能需要：

- 单臂驱动的轮椅
- 盂肱关节悬吊支持带

循环系统
注意事项

- 存在的心脏问题可能会影响康复

评估

- 评估和治疗时，应关注生命体征和评估呼吸障碍情况
- 水肿（参见第二章）

可能的结果

- 水肿可能发生在受累的四肢，并与肩－手综合征有关

脑神经和周围神经完整性（参见第二章）
评估

- 脑神经功能
- 浅感觉

可能的结果包括

- 视野缺损
- 面部肌肉萎缩和感觉缺失
- 吞咽功能障碍
- 咽反射减弱
- 浅感觉减退，但可以感知到

环境、家庭和工作障碍
评估

■ 环境评估（参见第二章）

步态、移动和平衡
平衡评估（参见第二章）

■ Berg 平衡量表
■ 计时起立 – 行走测试
■ 脑卒中姿势评定量表（见下文）

步态和移动评估（参见第二章）

■ 记录第二章中列出的步态参数
■ 记录所需的辅助程度
  ■ 计时起立 – 行走测试
  ■ 6 分钟步行测试
  ■ 4 项动态步态指数
  ■ 平衡与步态量表

可能的结果

脑卒中后常见的不良姿势包括：

■ 髋关节伸展活动范围减小，伴有膝关节过伸
■ 髋关节和膝关节活动范围受限
■ 步行时摆动前期和摆动中期伴膝关节屈曲受限
■ 步行时出现膝过伸
■ 在开始站立时踝关节背屈受限
■ 整个步态周期中骨盆和躯干伴有后倾
■ 踝关节跖屈和髋关节旋转增加
■ Trendelenburg 步态（鸭步）或代偿出现 Trendelenburg 步态

皮肤完整性
注意事项

■ 皮肤感觉缺失和忽略，可能会导致损伤和压疮
■ 患者可能无法描述由于皮肤破损引起的疼痛

评估

- 根据皮肤的颜色、质地和温度评估所有部位，重点关注"压疮好发部位"（参见第二章）
- 使用"压疮分类量表"（参见第二章）

关节完整性和活动性
评估

- 患侧关节的软组织肿胀、炎症或受限情况
- 肱骨上间隙的大小；与非患侧进行对比
- 描述完成运动任务期间关节或身体部位的性能和特性

可能的结果

- 盂肱关节半脱位
- 肩峰撞击综合征
- 粘连性关节囊炎
- I 型复杂区域疼痛综合征（CRPS）和肩手综合征

运动功能
评估

- 描述任何意向性或静止性震颤
- 协调测试（参见第二章）
- 脑卒中运动功能评估量表
- Fugl Meyer 评定 [2]

可能的结果

- 协同运动模式包括
  - 上肢屈曲共同运动模式：肩胛带回缩、肩外展和外旋、肘关节屈曲、前臂旋后 *、腕和手指关节屈曲
  - 上肢伸展共同运动模式：肩胛骨前伸、肩内收、肘伸展 *、前臂旋前、腕和手指关节屈曲 *
  - 下肢屈曲共同运动模式：髋关节屈曲、髋关节外旋和外展 *、膝关节屈曲、踝关节背伸
  - 下肢伸展共同运动模式：髋关节后伸和内收、膝关节伸展 *、踝关节跖屈 *

---

* 表示通常为最强的部位。

- 联合运动或联带运动（在紧张的情况下发生的无意动作，也可能会伴有随意动作）
- 失用症，包括运动性失用和言语失用

矫形、保护和支持性器具

注意事项

- 指导正确试穿，预防皮肤破损
- 在病情稳定之前，不应使用永久性辅助器具

评估—评估以下需求

- 充气式马镫形支具
- 踝背屈辅助绷带
- 硬式或半硬式、弹性后片式、固定式或铰链式的踝 – 足矫形器
- 双立杆式或双通道式踝 – 足矫形器
- 瑞典式膝部矫形器防止膝过伸
- 手休息位或功能位矫形器

疼痛

注意事项

- 对语言障碍患者使用疼痛的非言语指标评估

评估

- 通用疼痛评估量表（参见第二章）

可能的结果

- 肌张力改变、肌肉失衡、感觉障碍和关节制动导致关节疼痛、软组织及关节改变、肌腱炎
- 继发于半脱位的肩痛是一个常见问题
- 肩手综合征伴有手部肿胀、疼痛和整个肢体疼痛
- 复杂区域疼痛综合征伴有手部疼痛、肿胀、神经血管紊乱以及皮肤和骨骼的变化；严重的疼痛会影响预后

姿势
评估

■ 在休息时和活动时评估姿势的对线和位置

可能的结果

■ 痉挛模式可能包括手臂屈曲和外展、肘关节屈曲、前臂旋后、手指屈曲；髋关节和膝关节伸展、伴有踝关节跖屈和内翻

关节活动范围
评估 AROM、PROM 和肌肉长度

可能的结果

■ 软组织短缩和挛缩
■ 肌肉强直度增加
■ 关节制动
■ 失用引起的软组织变化
■ 盂肱关节囊结构的过度伸展

反射完整性
评估

■ 改良 Ashworth 痉挛评定量表（参见第二章）

评估

■ 肌张力增高、肌张力下降、肌张力障碍
■ 腱反射（参见第二章）
■ 进行足底反射，检查巴宾斯基征
■ 所有姿势的翻正反应、平衡反应和保护反应

可能的结果

■ 开始时肌张力较低，随后痉挛增加

自我护理和家庭管理
评估（参见第二章）

■ 功能独立性评定
■ Katz 日常生活活动指数（参见第二章）
■ 大小便控制（参见第二章）

可能的结果
- 尿失禁是脑卒中早期阶段的常见症状

感觉统合
注意事项

- 感觉评估应包括患侧和非患侧两侧
- 由于认知障碍和语言障碍，准确评估可能很困难
- 在完成认知或知觉测试之前，需要先确定感觉系统（躯体感觉、视觉、听觉）的功能状态

评估（参见第二章）

- 浅感觉（痛觉、温度觉、触觉）、深感觉（本体感觉、振动感）和皮质感觉
- 图形 – 背景辨别觉
- 位置觉
- 形状恒常

可能的结果

    可能出现以下症状：

- 失认症，包括听觉失认、躯体感觉失认、触觉失认、视觉失认、实体感觉失认和（或）躯体失认（对躯体部位定位不准确）
- 感觉缺失、感觉迟钝或感觉过敏
- 关节位置觉和运动觉
- 感知问题，包括身体图式或身体图像、图形 – 背景辨别觉、形状恒常
- 单侧空间忽略
- 视觉感知障碍
- Pusher 综合征，患者向偏瘫侧倾斜并将重心向中线直立的矫正的姿势

通气和呼吸
注意事项

- 步行，尤其是矫形器，增加了能量需求，因此应经常监测生命体征

评估

- 医学研究委员会呼吸困难量表（参见第二章）
- 评估潮气量和肺活量
- 评估呼吸肌肌力和咳嗽强度

工作、生活融入

评估

- 功能独立性评定
- 脑卒中运动功能评定量表
- Rivermead 活动指数（参见第二章）

药物			
适应证	**通用名**	**商品名**	**不良反应**
冠状动脉栓塞、急性缺血性脑卒中、肺栓塞（必须在脑卒中症状出现后 3 小时内使用）	阿替普酶	阿克伐司	胃肠道出血、颅内出血
颅内压升高和脑水肿	甘露醇	奥斯米特罗、利西索	头晕、意识模糊、视力模糊、恶心
高血压	柳胺苄心定	拉贝洛尔	心律失常、心动过缓、疲劳、虚弱、直立性低血压
	依那普利	依苏	头痛、头晕和疲劳
静脉血栓、肺栓塞	华法林	可迈丁	任何器官或组织出血

脑卒中运动功能评定量表

	分级		日期 / 患者得分
1. 从仰卧位到健侧卧位（起始位必须仰卧；不屈膝）	1	自己转移至侧卧位（患者自己用健侧手牵拉向健侧卧位，用健腿帮助患腿移动）	
	2	下肢主动横移，且下半身随之移动（上肢留在后面）	
	3	用腱侧上肢将患侧上肢提过身体，下肢主动移动且身体随其移动	
	4	患侧上肢主动移动到对侧，身体其他部位随之移动	
	5	移动上下肢并翻身至侧卧位，但平衡差（肩前伸、上肢前屈）	
	6	在 3 秒内翻身至侧卧位（不用手）	
2. 从仰卧位到床边坐位	1	侧卧位，头向侧抬起，但不能坐起（帮助患者侧卧）	
	2	从侧卧位到床边坐位（治疗师帮助患者移动，整个过程患者能控制头部姿势）	
	3	从侧卧位到床边坐位（治疗师准备随时帮助将患者的下肢移至床边）	
	4	从侧卧位到床边坐位（不需要帮助）	
	5	从仰卧位到床边坐位（不需要帮助）	
	6	在 10 秒内从仰卧位到床边坐位（不需要帮助）	

脑卒中运动功能评定量表

	分级		日期 / 患者得分
3. 坐位平衡	1	必须有支持才能坐（治疗师帮助患者坐起）	
	2	无支持能坐 10 秒（不用扶持，双膝和双足靠拢，双足可着地支持）	
	3	无支持能坐，体重能很好地前移且分配均匀（体重在双髋处能很好地前移，头胸伸展，两侧均匀持重）	
	4	无支持能坐并可转动头及躯干向后看（双足着地支持，不允许双腿外展或双足移动。双手放在大腿上，不要让手移动到椅座上）	
	5	无支持能坐且向前触地面并返回原位（双足着地，不允许患者抓住东西，不允许腿和双足移动，必要时支持患臂，手必须至少触及足前 10cm 的地面）	
	6	无支持坐在椅子上，向侧方触摸地面，并回到原位（要求姿势同上，但患者必须向侧位而不是向前方触摸）	
4. 从坐位到站立位	1	需要别人帮助站起（任何方法）	
	2	可在别人准备随时帮助下站起（体重分布不均，用手扶持）	
	3	可站起（不允许体重分布不均或用手扶持）	
	4	可站起，并伸直髋关节和膝关节，维持 5 秒（不允许体重分布不均）	
	5	坐－站－坐不需别人准备随时帮助（不允许体重分布不均，髋关节和膝关节完全伸直）	
	6	坐－站－坐不需别人准备随时帮助，并在 10 秒内重复 3 次（不允许体重分布不均）	

脑卒中运动功能评定量表

	分级		日期 / 患者得分
5. 步行	1	能用患腿站，另一腿向前迈步（负重的髋关节必须伸展，可准备随时给予帮助）	
	2	在一个人准备随时给予帮助下能行走	
	3	不需帮助能独立行走（或借助任何辅助器具）3m	
	4	不使用辅助器具 15 秒内能独立行走 5m	
	5	不使用辅助器具 25 秒内能独立行走 10m，然后转身，捡起地上一个小沙袋（可用任何一只手），并且走回原地	
	6	35 秒上下 4 级台阶 3 次（使用或不使用辅助器具，但不能扶栏杆）	
6. 上肢功能	1	卧位，上举上肢以伸展肩关节（帮助前臂置于所要求的位置并给予支持，使肘关节伸直）	
	2	卧位，保持上举伸直的上肢 2 秒（帮助将上肢置于所要求的位置，患者必须使上肢稍外旋，肘关节必须伸直在 20° 以内）	
	3	上肢位置同第 2，屈伸肘部使手掌及时离开前额（可以帮助前臂旋后）	
	4	坐位，使上肢伸直前屈 90° 保持 2 秒（保持上肢稍外旋及伸肘，不允许过分耸肩）	
	5	坐位，患者举臂同第 4，前屈 90° 并维持 10 秒然后还原（患者必须维持上肢稍外旋，不允许旋前）	
	6	站立，手抵墙，当身体转向墙壁时要维持上肢的位置（上肢外展 90°，手掌平压在墙上）	

神经康复检查手册

		脑卒中运动功能评定量表	日期 / 患者得分
	分级		
7. 手的运动	1	坐位，伸腕（让患者坐在桌旁，前臂置于桌上，把圆柱体放在患者掌中，要求患者伸腕，将手中的物体举离桌面，不允许屈肘）	
	2	坐位，腕部桡侧偏移（将患者前臂放在旋前旋后的中位，即前臂置于尺侧，拇指与前臂和手腕成一直线，手握圆柱体，然后要求患者将手抬离桌面，不允许屈肘或旋前）	
	3	坐位，肘置身旁，旋前和旋后（肘不要支持，并处直角位，3/4 的范围即可）	
	4	手前伸，用双手捡起一直径 14cm 的大球，并把它放下（球应放于桌上距患者较远的位置，使患者完全伸展双臂才能拿到球，肩必须前伸，双肘伸直，腕中立位或伸直，手掌要接触球）	
	5	从桌上拿起一个塑料杯，并把它放在身体另一侧的桌上（不能改变杯子的形态）	
	6	连续用拇指与每一个手指对指，10 秒内做 14 次以上（从示指开始，每个手指依次碰拇指，不许拇指从一个手指滑向另一个手指或向回碰）	

脑卒中运动功能评定量表

	分级		日期/患者得分
8. 手的精细动作	1	捡起一个钢笔帽，再放下（患者向前伸手臂，捡起笔帽放在靠近身体的桌面上）	
	2	从杯子里捡出一颗糖豆，然后放在另一个杯子里（茶杯里有8粒糖豆，两个杯子必须保持一臂的距离，左手拿右侧杯子里的糖豆放在左侧杯里）	
	3	画几条水平线止于垂直线上，20秒内画10次（至少要有5条线碰到及终止在垂直线上）	
	4	用一支铅笔在纸上连续快速地点点（患者至少每秒点2个点，连续5秒，患者不需要帮助能捡起及拿好铅笔，必须像写字一样拿笔，点点不是敲）	
	5	把一匙液体放入口中（不许低头去迎接汤匙，不许液体溢出）	
	6	用梳子梳头后部的头发	
9. 全身肌张力	1	弛缓无力，移动身体部位时无阻力	
	2	移动身体部位时可感觉到一些反应	
	3	变化不定，有时弛缓无力，有时肌张力正常，有时张力高	
	4	持续正常状态	
	5	50%时间肌张力高	
	6	肌张力持续性增高	

惠允引自：Carr JH, Shepherd RB, Nordholm L, Lynne D. Investigation of a new motor assessment scale for stroke patients. Phys Ther. 1985;65(2):175–180.

神经康复检查手册

颅脑损伤（traumatic brain injury, TBI）是一种由于大脑受到外力作用而导致的颅内损伤。

TBI 可导致两种类型的脑震荡。

单纯性脑震荡：一种在 7~10 天内逐渐消失且无并发症的损伤。[3]

复合性脑震荡：指患者有持续症状（包括持续性劳累症状复发）、特定后遗症（如震荡性抽搐）、意识较长时间的丧失（超过 1 分钟）或损伤后认知障碍。[3]

发生脑震荡后，第二届国际运动脑震荡损伤共识会议（the 2nd International Conference on Concussion in Sport）建议运动员遵守以下方案：

1. 禁止活动、完全休息。一旦症状消失，开始第 2 项训练；
2. 轻度有氧运动，如步行或功率自行车、无抗阻训练；
3. 进行专项训练（如冰球、踢足球），在步骤 3 或 4 中逐步增加阻力训练；
4. 非身体接触式训练；
5. 医师许可后进行全接触式训练；
6. 游戏式训练。[3]

惠允引自：McCrory P, Johnston K et al. Summary and agreement statement of the 2nd International Conference on Concussion in Sport, Prague 2004. Clin J Sport Med. 2005;15(2):48–55.

第四章 中枢神经系统非进展性疾病

医疗上的红旗征

深静脉血栓（DVT）

常见于下肢

症状	可能的原因	处理
• 病变部位伴有肿胀、发热和红斑 • Homans 征阳性	• 制动是腿部和（或）手臂深静脉血栓形成的因素	• 停止治疗并立即就医 • 避免锻炼下肢

直立性低血压

症状	可能的原因	处理
直立时血压突然下降；可能导致头晕或意识丧失	由于制动引起远端或下肢静脉回流不畅导致	• 在体位变化期间监测血压 • 使患者躺下或抬高下肢 • 评估压力袜的需求

吞咽困难

症状	可能的原因	处理
• 吞咽时疼痛 • 窒息 • 误吸 • 气道阻塞 • 肺炎	• 吞咽肌协调障碍 • 吞咽反射减弱 • 舌咽肌力减弱 • 脑神经受损	• 误吸时应立即就医 • 必要时，给予海姆立克（Heimlich）急救法或心肺复苏术 • 语言治疗（进食）

注意事项

异位骨化		
症状	可能的原因	处理
疼痛、局部压痛、低热、肿胀多发于髋部、膝部和肩部；可能导致关节活动范围受限	关节外间隙、肌肉和软组织中形成骨骼；多发于肌张力高的部位	• 进行X线检查以确诊 • 被动运动时需轻柔，不要用力过猛

癫痫		
症状	可能的原因	处理
失去意识，接着肢体僵硬，四肢抽搐；可能会咬伤舌头、脸颊或嘴唇；口吐白沫，大小便障碍	多发性神经病、心血管疾病、精神病及其他原因	• 停止治疗 • 保护患者防止损伤 • 告知医师

物理治疗检查

病史

- 获取病史
  - 损伤的性质，包括原因、位置和程度
  - 逆行性遗忘和创伤后失忆症的持续时间
  - 发病前的功能和能力
- 由于家庭暴力经常导致头部受伤，在私人场合下，可向患者直接提出关于家庭暴力的问题，但不做出道德评判（如因为家庭暴力很常见，我会询问所有患者是否受到过家庭暴力。）

测试和测量

觉醒、注意力和认知

注意事项

- 脑震荡后综合征可导致轻微的、间断的记忆、认知和性格问题，需要仔细检查
- 创伤后失忆症会导致感知、思维、记忆力、注意力、冲动和脱抑制等问题

评估

- 格拉斯哥昏迷量表
- Galveston 定向遗忘测试
- 儿童格拉斯哥昏迷量表
- 修订的 Rancho Los Amigos 认知功能量表
- 简明精神状态量表（参见第二章）

可能的结果

- 如果患者对周围环境及自身状态没有意识，并且对刺激没有持续的行为反应，则诊断为植物状态；当这种状态持续超过 1 个月时，则诊断为持续性植物状态 [4]
- 当患者对周围环境及自身状态存在持续的、可重复的感知能力时，属于最低意识状态
- 格拉斯哥昏迷量表、Rancho Los Amigos 认知功能量表和 Galveston 定向遗忘测试为注意力和认知的恢复提供了指导

- 患者可能有以下不足
  - 定向力和注意力
  - 记忆力，通常为陈述性记忆或程序性记忆
  - 推理能力和解决问题能力
  - 任务处理能力
  - 情绪冲动的控制，可能会导致安全风险
  - 语言，包括表达性失语或接受性失语、复述
- 常见的行为障碍包括
  - 注意力分散
  - 性行为、情感和攻击性的脱抑制
  - 挫折耐受力低下
  - 情绪不稳定

辅助和适应性器具
评估—需求、合适度和安全使用的能力

- 步行辅助器具
- 协助 ADL 的辅助器具
- 轮椅，包括倚靠和倾斜的空间
- 轮椅固定设施，包括安全带、坐垫，以及头部、骨盆和侧面支撑

脑神经和周围神经完整性
评估

- 脑神经和周围神经完整性（参见第二章）

可能的结果

- 轻触觉、疼痛觉、深触觉和温度觉障碍
- 视觉障碍，包括视野缺失、偏盲或皮质盲
- 吞咽困难

环境、家庭和工作障碍（参见第二章）
步态、移动和平衡
平衡评估

- 在使用或不使用辅助、适应性、矫形和保护器具的情况下，在功能活动期间评估平衡（动态和静态）
- 完成标准化平衡评估：

- 静态平衡测试（参见第二章）
  - 闭目直立测试
  - Tandem（加强）闭目直立测试
  - 单腿站立测试
- 动态平衡测试
  - Berg 平衡量表
  - 计时起立 – 行走测试
  - 平衡与步态量表
- 跌倒效能和跌倒预测
  - Tinetti 跌倒效能量表

可能的结果

- 平衡问题很常见
- 周围前庭障碍或视力障碍可导致头晕

步态和移动评估（参见第二章）

- 计时起立 – 行走测试（距离 3m）
- 4 项动态步态指数（参见第二章）
- 平衡与步态量表（参见第二章）
- 评估步态和运动时的安全性，包括所需的帮助，以及有关安全性的自我判断指标

皮肤完整性
评估

- 评估皮肤颜色、质地、肿胀和活动性
- 描述伤口的大小、颜色、气味
- 使用压疮分类（参见第二章）对任何压疮进行分级

关节完整性和活动性
评估

- 评估软组织的肿胀、炎症或受限情况

运动功能
注意事项

- 运动功能损伤是可变的，可能表现为单侧瘫痪、偏瘫或四肢瘫痪，具体取决于受损部位

评估—提供叙述性的描述

- 功能活动中的运动质量
- 运动计划能力（实践）
- 达到目标的准确度（或误差）
- 四肢协调测试（参见第二章）
- Rivermead 活动指数（参见第二章）

可能的结果

- 根据受损部位的不同，可能会出现去皮质或去大脑强直、痉挛或共济失调（见下面"反射完整性"部分）
- 障碍可能发生于
  - 运动时间和顺序
  - 多重任务的顺序
  - 手眼协调

肌肉性能
- 进行功能活动和 ADL 时评估肌力

矫形器、保护性器具和支持性器具
注意事项

- 指导辅助器具的使用，包括正确试穿和预防皮肤破损
- 在病情稳定之前，不应使用永久性辅助器具

评估

- 矫形器，包括硬式或半硬式、弹性后片式、固定式或铰链式的踝－足矫形器
- 抑制性或连续性铸件
- 固定装置

疼痛（参见第二章）
评估

- 考虑到现有的沟通障碍，可使用通用疼痛量表
- 注意疼痛的非言语指标

姿势
可能的结果

- 患者可能出现肢体姿势性痉挛
- 患者可能会出现去皮质或去大脑强直

关节活动范围
注意事项

- 制动、异常模式和原始反射加重了挛缩

评估

- 被动、主动–辅助和（或）主动 ROM，具体视情况而定
- 肌肉、关节和软组织特性

可能的结果

- 踝关节跖屈肌，以及髋关节、膝关节和肘关节屈肌常发生挛缩

反射完整性
评估

- 改良 Ashworth 痉挛评定量表（参见第二章）
- 评估
  - 休息位和四肢的位置
  - 肌张力增高、肌张力下降、肌张力障碍
  - 腱反射（第二章）
  - 进行足底反射，检查巴宾斯基征（第二章）
  - 翻正反应、平衡反应和保护性伸展反应

可能的结果

- 去皮质强直（脑干以上的损伤表现为持续的上肢屈曲、下肢伸展模式）
- 在脑干损伤中出现躯干和四肢伸展模式，属于去大脑强直
- 痉挛
- 巴宾斯基征阳性
- 阵挛

自我照护和家庭管理

评估（参见第二章）

■ 功能独立性评定
■ Katz 日常生活活动指数

感觉完整性

注意事项

■ 患者可能无法理解或回答所指示的问题

评估

■ 浅感觉（痛觉、温度觉、触觉）、深感觉（本体感觉、振动觉）
  和皮质感觉

可能的结果

■ 感觉缺失，可能是对侧或同侧，取决于病变位置
■ 感觉障碍可能涉及忽略和失语症
■ 损伤可引起以下感觉的障碍
  ■ 本体感觉
  ■ 运动觉
  ■ 图形 – 背景辨别觉
  ■ 位置觉

通气和呼吸

注意事项

■ 患者可能需要插管、气管切开术和机械通气

评估

■ 听诊评估每个肺叶（段）的呼吸音
■ 评估潮气量、肺活量、呼吸肌肌力和咳嗽强度
■ 医学研究委员会呼吸困难量表（参见第二章）

疾病特异性测试和测量

格拉斯哥昏迷量表（Glasgow Coma Scale, GCS）是一种简便评定脑损伤严重程度的量表，表明了网状结构的完整性。

分类	评分	描述	结果
睁眼反应	4	自发睁眼	
	3	呼唤睁眼	
	2	刺痛睁眼	
	1	无反应	
运动反应	6	遵嘱动作	
对疼痛刺激	5	刺痛定位	
对疼痛刺激	4	刺痛逃避	
对疼痛刺激	3	刺痛过屈	
对疼痛刺激	2	刺痛过伸	
对疼痛刺激	1	无反应	
语言反应	5	回答正确	
	4	回答错误	
	3	含混不清	
	2	只能发出难以理解的声音	
	1	无反应	
总分			
重度脑损伤	GCS<8 分		
中度脑损伤	GCS 9~12 分		
轻度脑损伤	GCS 13~15 分		

惠允引自：Jennett B, Teasdale G. Management of Head Injuries. Philadephia: FA Davis; 1981, p.78.

Galveston 定向遗忘测试

问题	错误扣分	说明
你叫什么名字？	–2 _____	必须同时给出姓和名
你什么时候出生？	–4 _____	必须给出年月日
你现住在哪里？	–4 _____	给出镇或街道的名称即可
你现在在什么地方？		
（a）城市名 （b）建筑物	–5 _____ –5 _____	必须给出实际的镇或街道名称 通常在医院或康复中心，需要说出实际名称
你是哪一天来这家医院就诊的？	–5 _____	日期
你是怎么来到医院的？	–5 _____	交通工具
受伤后你记得的第一件事是什么？	–5 _____	任何看似可信的事情都可以（记录回答的内容）
你能详细描述一下你受伤后记得的第一件事吗？	–5 _____	必须详细描述
受伤前你记得的最后一件事是什么？	–5 _____	任何看似可信的事情都可以（记录回答的内容）
现在几点钟了？	–5 _____	与正确的相差半小时扣 1 分
今天是星期几？	–3 _____	与正确的相差 1 天扣 1 分
今天是几号？（即日期）	–5 _____	与正确的相差 1 天扣 1 分
现在是几月份？	–15 _____	与正确的相差 1 个月份扣 5 分
今年是公元多少年？	–30 _____	与正确的相差 1 年扣 10 分
总误差：		
实际总得分 = （100– 总误差） 100–_____ =	得分可能是负数	
76~100 = 正常；66~75 = 临界；<66 = 障碍；连续 3 次得分在 78 分或以上表明患者不再处于创伤后遗忘状态		

惠允引自：Levin HS, O'Donnell VM, Grossman RG. The Galveston Orientation and Amnesia Test: A practical scale to assess cognition after head injury. J Nerv Ment Dis. 1979;167: 675–684.

儿童格拉斯哥昏迷量表

👶		婴儿	儿童	结果
睁眼反应	4	自发睁眼	自发睁眼	
	3	呼唤睁眼	呼唤睁眼	
	2	刺痛睁眼	刺痛睁眼	
	1	无反应	无反应	
运动反应	6	遵嘱动作	遵嘱动作	
	5	刺痛定位	刺痛定位	
	4	刺痛逃避	刺痛逃避	
	3	刺痛屈曲	刺痛屈曲	
	2	疼痛伸直（去大脑强直）	疼痛伸直	
	1	无反应	无反应	
语言反应	5	婴儿会发咕咕声（正常反应）	微笑，对声音定位清楚，跟随物体	
	4	婴儿烦躁不安，不断哭泣	哭泣，与他人不能进行适当的互动	
	3	婴儿因疼痛刺激而痛哭	安慰后有间歇性哭泣和易怒	
	2	婴儿因疼痛刺激而呻吟	伤心欲绝，焦躁不安；难以理解的声音	
	1	无反应	无反应	
总分				
总分　3~15 　　　轻度脑损伤　13~15 　　　中度脑损伤　9~12 　　　重度脑损伤　8				

惠允引自：Holmes JF, et al. Performance of the Pediatric Glasgow Coma Scale in children with blunt head trauma. Acad Emerg Med. 2005;12(9):814–819.

神经康复检查手册

修订的 Rancho Los Amigos 认知功能量表

功能水平	标准（行为特征）	是 / 否
1 级 无反应 完全需要 帮助	进行视觉、听觉、触觉、本体感觉、前庭感觉或疼痛刺激时，完全没有反应	
2 级 全身反应 完全需要 帮助	对疼痛刺激有全身反应	
	对重复的听觉刺激有反应，活动增加或减少	
	对外界刺激的反应包括全身生理变化、全身运动和（或）无目的的言语	
	无论刺激类型和位置如何，上述反应可能相同	
3 级 局部反应 完全需要 帮助	反应可能会明显延迟	
	对疼痛刺激有回缩或语言表达的反应	
	转向或远离听觉刺激	
	强光刺激时眨眼	
	在视野区内跟踪移动的物体	
	通过拔管来应对不适	
	对简单的命令反应不一致	
	反应与刺激类型有关	
	可能会对某些人（特别是家人和朋友）做出反应，但不会对其他人有反应	
4 级 烦躁反应 需要最大 程度的 帮助	警觉、高度活跃状态	
	有目的地试图移除束缚或插管，或爬下床	
	可进行运动活动，如坐、伸手、走路，但没有任何明显的目的或应他人的要求	
	注意力非常短暂且通常无目的	
	缺乏短时记忆	
	缺乏目标导向、解决问题和自我监控的行为	
	即使在刺激物移走后，也可能会呼喊或尖叫，与刺激不相称	

修订的 Rancho Los Amigos 认知功能量表		
功能水平	标准（行为特征）	是 / 否
4 级 烦躁反应 需要最大 程度的 帮助	可能表现出攻击性行为	
	情绪可能从兴奋转为敌意，与环境事件没有明显的关系	
	不能配合治疗	
	言语往往不连贯和（或）与环境不符	
5 级 错乱反应 需要最大 程度的 帮助	患者处于警觉、不焦虑的状态，但可能会无目的地闲逛或有回家的模糊意识	
	因外部刺激和（或）缺乏环境结构而变得不安	
	不能以人、地点或时间为导向	
	缺乏短期记忆，无目的性注意	
	近期记忆严重受损，对过去和现在正在进行的活动记忆混乱	
	缺乏目标导向、解决问题和自我监控的行为	
	在没有外部指引的情况下，常会出现不恰当的操作	
	当提供结构和提示时，可以执行以前学过的任务	
	无法学习新信息	
	能够根据外部结构和提示对简单命令取得相当一致的反应	
	对没有外部结构的简单命令的反应是随机的，并且与命令无关	
	在提供外部结构和提示的情况下，能够在短时间内在社交层面上交谈	
	当没有提供外部结构和提示时，对当前事件的描述变得不恰当和含糊不清	

修订的 Rancho Los Amigos 认知功能量表		
功能水平	标准（行为特征）	是 / 否
6 级 错乱反应 需要中等 程度的 帮助	始终以人和地点为导向	
	能够在无干扰的环境中处理非常熟悉的任务 30 分钟，并适度调整方向	
	过去的记忆比现在的记忆更深更详细	
	对一些人有模糊认识	
	能够在最大程度的帮助下使用辅助记忆设备	
	对自我、家庭和基本需求做出适当反应的行为	
	出现与满足个人基本需求有关的新的目标导向行为	
	需要中等程度的帮助来解决完成任务的障碍	
	监督下学习旧的任务（例如，自我照护）	
	重新学习家庭任务（例如，自我照护）	
	监护下完成新的学习任务	
	不了解损伤、残疾和安全风险	
	遵循简单的指令	
	在高度熟悉和结构化的情况下，语言表达是适当的	
7 级 自主反应 日常生活 技能需 要最低 程度的 帮助	在高度熟悉的环境中，始终以人和地点为导向	
	能够在最低程度的帮助下使用辅助记忆设备	
	在最低程度的监督下学习新的信息	
	能进行新的学习	
	开始并执行步骤，以完成熟悉的个人和家庭日常事务，对所做事情有浅显的回忆	
	能够在日常生活中监控每一步的准确性和完整性，并在最低程度的帮助下完成任务	
	对状况认识肤浅，不知道具体的损伤和残疾对安全、准确和完整地执行其家庭、社区、工作和娱乐性活动的限制	
	对日常家庭和社区活动安全进行最低程度的监督	

修订的 Rancho Los Amigos 认知功能量表		
功能水平	标准（行为特征）	是 / 否
7 级 自主反应 日常生活 技能需 要最低 程度的 帮助	不现实的未来规划	
	需要中等程度的协助，或难以考虑决定或行动的后果	
	高估能力	
	对他人需求和感受的认识有限	
	对立或不合作，可能难以识别不适当的社会交往行为	
8 级 有目的的 反应 准备就绪 的帮助	始终以人、地点和时间为导向	
	独立处理并完成家庭任务	
	能够回忆和整合过去和最近的事件	
	使用辅助记忆设备来回忆每日的日程安排、"待办事项"列表，并记录重要信息，以备日后需要时提供帮助	
	开始并执行步骤，以在备用协助下完成熟悉人员、家庭、社区、工作和休闲日常活动，并在需要时在最少协助下修改计划	
	学习新任务 / 活动后不需要任何帮助	
	意识到并承认妨碍任务完成的损伤和残疾，但需要备用协助采取适当的纠正措施	
	在最低程度的帮助下思考决定或行动的后果	
	高估或低估能力	
	在最低程度的帮助下，承认他人的需求和感受	
	抑郁	
	易怒	
	挫折容忍度低 / 容易生气	
	爱争论	
	以自我为中心	
	异常依赖 / 独立	
	在最低程度的帮助下，能够识别和承认不适当的社会交往行为，并采取纠正措施	

修订的 Rancho Los Amigos 认知功能量表

功能水平	标准（行为特征）	是 / 否
9级 有目的的 反应 根据要求 准备就 绪的帮 助	独立地在任务之间来回切换，并在至少连续2小时内准确完成任务	
	使用辅助记忆设备来回忆每日的日程安排、"待办事项"列表，并记录重要信息，以备日后需要时提供帮助	
	在要求时，开始并执行步骤，以协助完成熟悉人员、家庭、工作和休闲任务	
	意识到并承认残损会干扰任务完成并采取适当的纠正措施，但需要协助，以便在问题发生之前预测并采取措施，避免问题的发生	
	在要求时，能够在帮助下思考决定或行动的后果	
	准确估计能力，但需要备用协助以适应任务要求	
	在备用协助下，承认他人的需要和感受，并做出适当的反应	
	抑郁可能持续存在	
	易怒	
	有较低的挫折容忍度	
	在备用协助下，能够自我监控社会交往的适当性	
10级 有目的的 反应 基本独立	能在各种环境同时处理多个任务，但可能需要定期休息	
	能够独立采购、创建和维护自己的辅助记忆设备	
	独立开始并执行步骤，以完成熟悉和不熟悉的人员、家庭、社区、工作和休闲任务，但可能需要比平时更多的时间和（或）补偿策略来完成这些任务	
	预测损伤和残疾对完成日常生活任务能力的影响，并在问题发生前采取措施避免问题发生，但可能需要比平时更多的时间和（或）补偿策略	

修订的 Rancho Los Amigos 认知功能量表		
功能水平	**标准（行为特征）**	**是 / 否**
10 级 有目的的 反应 基本独立	能够独立思考决定或行动的后果，但可能需要比平时更多的时间和（或）补偿策略来选择适当的决定或行动	
	准确评估能力，并独立调整任务要求	
	能够识别他人的需求和感受，并能以适当的方式自动做出反应	
	可能会出现周期性的抑郁	
	在生病、疲劳和（或）情绪紧张时，出现易怒和低挫折容忍度	
	社会交往行为始终是恰当的	

惠允引自：Hagan C. The Rancho Levels Of Cognitive Functioning: A Clinical Case Management Tool, The Revised Levels. 3rd ed. Rancho Los Amigos, CA: 1998.

药物			
适应证	**通用名**	**商品名**	**常见的不良反应**
躁动	卡马西平	得理多	无特殊不良反应
	劳拉西泮	安定文	头晕、困倦、虚弱
痉挛—全身肌肉	巴氯芬	力奥来素	头晕、困倦、虚弱、疲劳、肌肉松弛
	丹曲洛林	丹曲林	嗜睡、虚弱、腹泻
痉挛—特定肌肉	苯酚神经阻滞		感觉迟钝、脱皮、血管病
	A 型肉毒杆菌毒素	保妥适、丽舒妥、BT-A	虚弱，注射部位疼痛
癫痫	苯巴比妥	鲁米那、苯巴比妥	困倦、抑郁、头痛
	丙戊酸	德巴金、德巴科、德巴康	恶心、呕吐、精神错乱、头晕、头痛、震颤

第五章　中枢神经系统进展性疾病

阿尔茨海默病

说明 / 概述

阿尔茨海默病（Alzheimer's disease, AD）最初影响认知功能，可分为 4 个阶段：临床前期、轻度、中度和重度。在临床前期，患者通常表现出最小的认知障碍，记忆丧失通常是第一个可见信号。

物理治疗检查

一般注意事项：

- 如果患者表现出痴呆症状，则使用提示和简单指令
- 选择使患者安心的并且熟悉的地点与活动
- 可能需要家庭成员帮助

病史（参见第二章）

- 可能需要从家庭成员那里获得病史

生命体征

- 评估血压、心率、呼吸频率和体温

测试和测量

有氧代谢能力 / 耐力

评估

- 在休息、活动中及活动后评估血压、心率和呼吸频率
- 如有可能，进行 2 分钟步行测试和 Borg 自感劳累分级（参见第二章）来确定自感疲劳程度

可能的结果

- 由于失用，可能对运动有不良反应

人体形态学特征

评估

■ 评定身高、体重、BMI

可能的结果

■ 由于饮食行为的改变，AD 患者可能会经历剧烈的体重变化（增或减）

觉醒、注意力和认知

评估

■ 使用简易精神状态量表（参见第二章），以评估定向、认知、短期和长期记忆、沟通能力

可能的结果

■ AD 患者可能
  ■ 容易对日期、时间和地点感到困惑和迷茫
  ■ 表现"日落"行为（在傍晚时游荡、激动和困惑的风险增加）
  ■ 经历幻觉、烦躁或幻想（如觉得"有人想毒害我"）
  ■ 表现出性格的改变，如暴力倾向
  ■ 表现出睡眠–觉醒周期的改变（白天经常睡觉，晚上保持清醒）
  ■ 在判断中遇到困难
  ■ 表现出无法按照指示行事
  ■ 难以执行复杂任务，如平衡收入与支出
  ■ 短期记忆缺失（如乱放物品或无法执行多步指令）
  ■ 沟通有困难（通常用简单的词代替更复杂的单词；有些 AD 患者最终会变得完全不交际）

循环系统

注意事项

■ 多数 AD 患者都是老年人，并且他们通常患有与疾病无关的高血压

评估

- 评估仰卧位、坐位和站立时的血压、心率及水肿情况
- 在休息时、活动期间及之后评估血压、心率

环境、家庭和工作障碍
注意事项

- 检查环境、家庭和工作障碍，以预防跌倒
- AD 患者有时在家外面游荡（检查并关严所有出口）

评估（参见第二章）

步态、移动和平衡
注意事项

- 由于缺乏环境意识，这三个方面都可能受到影响
- 许多 AD 患者在跌倒后需要接受物理治疗

评估

- 首先在整洁明亮的走廊上观察步态，然后在路上放置少量障碍物，观察患者步行的安全性，最后让患者绕障碍物行走
- 使用计时起立 – 行走测试（参见第二章）以评估动态平衡

可能的结果

- AD 患者可能表现出
  - 动态平衡受损
  - 无法应对环境的变化
  - 处理行进路线上障碍物困难

运动功能
评估

- 通过观察 AD 患者进行熟悉的活动和 ADL 来评估运动质量
- 通过观察 AD 患者执行新的运动任务来确定运动学习能力

可能的结果

- AD 患者可能表现出
  - 经常在熟悉的任务中表现出失用
  - 学习新的运动技能困难

肌肉性能
注意事项

- 由于认知缺陷而难以评估

评估（参见第二章）

- 观察患者从椅子上站起来，然后坐下
- 观察患者在固定的距离或时间内，在平地或楼梯上的步行能力

可能的结果

- AD 患者可能表现出全身虚弱，并且由于失用导致持续活动时较容易疲劳

疼痛
注意事项

- 难以评估
- 注意非语言表现（面部表情、肢体退缩、焦虑不安等）

反射完整性
评估

- 髌腱、跟腱、肱二头肌和肱三头肌的腱反射
- 坐位和站立位的翻正反应
- 坐位、站立位和干扰中的平衡反应
- 保护性伸展反应

可能的结果

- 轻微的帕金森病症状包括
  - 僵硬导致被动运动时阻力增加
  - 过度活跃的反射

- 运动缓慢
- 肌肉阵挛性抽搐
- 大脑前额叶征
  - 抓握反射—划手掌心，观察测试手是否有抓握动作
  - 噘嘴反射—叩击唇与鼻子之间的皮肤，观察是否有唇噘起动作
  - 眉间反射—在眉毛之间轻敲，同时不要让手被看到，观察是否眨眼
- 正常的翻正反应
- 平衡反应障碍或延迟
- 保护性伸展反应障碍或延迟

自我照护和家庭管理
评估

- 观察 AD 患者如何实行 ADL
- 就患者 ADL 的依赖性与主要照护者进行面谈
- 完成大小便控制检查表（参见第二章）

可能的结果

- AD 患者可能
  - 经历食欲的变化，如因感觉不到饱而吃得过多
  - 不注意他们的外表
  - 变得 ADL 依赖
  - 最初偶尔出现大小便控制障碍，随后出现大小便失禁，最后出现大小便控制功能完全丧失（可能需要尿布）

工作、生活融入
评估（参见第二章）

药物			
适应证	通用名	商品名	常见的不良反应
认知和行为症状	他克林	康耐视	肝脏受损、恶心、消化不良、腹泻
	多奈哌齐	安理申	头痛、全身疼痛、疲劳、胃肠道问题
	加兰他敏	利忆灵	恶心、呕吐、腹泻、体重下降
中度至重度AD 症状	美金刚	易倍申	头晕、头痛、便秘、精神错乱

肌萎缩侧索硬化
说明 / 概述

　　肌萎缩侧索硬化（amyotrophic lateral sclerosis, ALS）的特征是脊髓和脑神经中的运动神经元发生进行性变性。ALS 通常不涉及感觉或自主神经系统。最近的研究表明，一小部分 ALS 患者可能会出现认知问题。

物理治疗检查

现病史（参见第二章）
生命体征
■ 评估血压、心率、呼吸频率和体温

可能的结果

■ 由于呼吸肌无力，呼吸频率可能会受到影响

测试和测量

有氧代谢能力 / 耐力
注意事项

- 晚期 ALS 患者的呼吸功能恶化

评估

- 评估呼吸肌力量
- 使用肺活量计评估潮气量和肺活量
- 如有可能，进行 6 分钟或 2 分钟步行测试（参见第二章）和 Borg 自感劳累分级（参见第二章）来确定自感劳累程度

可能的结果

- 由于呼吸肌无力，运动时出现呼吸困难
- 容易疲劳
- 仰卧睡眠困难，常因夜间呼吸困难而醒来
- 因缺氧而感到晨间头痛

人体形态学特征
评估

- 评定身高、体重、BMI

可能的结果

- 晚期 ALS 患者可能因进食或吞咽困难导致营养不足而出现体重减轻和肌肉质量减轻

觉醒、注意力和认知
评估

- 使用简易精神状态量表（参见第二章），以评估认知、短期和长期记忆、沟通能力

可能的结果

- 假性延髓麻痹（常见于痉挛性延髓麻痹患者的情感变化）包括
  - 没有情感触发的自发的哭或笑
  - 夸张的情绪反应
- 完整的认知功能，尽管一小部分患者可能有记忆丧失或决策困难，甚至痴呆
- 沟通困难，如构音障碍（口齿不清）

辅助和适应性器具
注意事项

- 在早－中期可能需要步行辅助器具，晚期需要使用轮椅

评估（参见第二章）

脑神经和周围神经完整性
评估

- 所有脑神经，特别是第 VII 到 XII 对脑神经
- 肌力，以确定周围运动神经完整性

可能的结果

- 在晚期缺失咽反射（IX）
- 吞咽困难—咀嚼或咽下困难（ix）
- 由于舌、唇、腭、喉或咽肌无力而导致的构音障碍（口齿不清）（VII、IX、XII）
- 流涎—唾液分泌过多、流涎或吞唾液困难（VII 和 IX）
- 周围运动神经受累的症状，如疲劳、虚弱、僵硬、抽搐或肌肉痉挛
- 症状通常是不对称的

环境、家庭和工作障碍（参照第二章）
步态、移动和平衡
注意事项

- ALS 患者容易疲劳

评估

- 实施
  - 闭目直立测试（参见第二章）、功能性前伸测试（参见第二章）或多向伸展测试（参见第二章），用于评估晚期疾病患者的静态平衡
  - 计时起立 – 行走测试（参见第二章）和 Berg 平衡量表（参见第二章），用于评估患者的动态平衡

可能的结果

- 由于虚弱、疲劳而导致静态或动态平衡受损和频繁跌倒
- 步态偏差，如速度慢、足廓清困难
- 因上运动神经元受累引起的痉挛步态或阵挛

皮肤完整性

评估（参见第二章）

可能的结果

- 晚期 ALS 患者因不能自主活动而有很高的压疮风险

运动功能

评估

- 通过观察 ALS 患者的 ADL 表现来进行运动质量评估
- 通过观察 ALS 患者执行新的运动任务（如使用辅助器具或采用新的安全策略）情况来确定运动学习能力

可能的结果

- 震颤（肌肉痉挛、抽筋或抽搐，尤其是手和脚）
- 由于认知功能受限，学习新的运动技能困难

肌肉性能

评估

- 评估上肢、下肢和颈部肌力

可能的结果

■ 肌无力从远端向近端发展
  ■ 60% 的 ALS 患者表现出这种肌无力的模式，是疾病的初始症状 [1]
■ 精细运动困难，如握持物品、扣纽扣、书写
■ 脚拖地和绊倒的频率增加
■ 颈部伸肌无力引起阅读或写作后头重的感觉

疼痛
评估

■ 使用 Ransford 疼痛体表描述图（参见第二章）

可能的结果

■ 一些 ALS 患者由于制动、粘连性关节囊炎和挛缩而报告四肢疼痛（或感觉异常）
■ ALS 患者可能报告肌肉痉挛，通常与肌无力有关

姿势
评估（参见第二章）
可能的结果

■ ALS 患者可能因肌无力或肌张力变化而出现姿势异常

关节活动范围
评估

■ 评估 AROM 和 PROM

可能的结果

■ 由于肌力减弱，AROM 减少
■ 关节挛缩

反射完整性
评估

■ 肱二头肌、肱三头肌、髌腱、跟腱的腱反射
■ 姿势反射（翻正反应、平衡反应和保护性反应）

可能的结果

- 由于下运动神经元问题导致的反射减弱和肌张力下降
- 上运动神经元（UMN）损伤引起的痉挛
- 颈椎伸肌无力致转头困难
- 由于整体虚弱，平衡反应延迟或障碍

自我照护和家庭管理

评估（参见第二章）

可能的结果

- 晚期 ALS 患者可能需要 ADL 协助和支持性座位，以便进行自我照护和进食活动

通气和呼吸

评估

- 呼吸频率、潮气量、肺活量
- 呼吸肌（包括辅助肌）肌力
- 咳嗽
- 夜间和白天对机械通气支持的响应
- 使用脉搏血氧仪测定血氧水平及检查血气

可能的结果

- 潮气量或肺活量减少
- 血氧水平降低
- 呼吸肌无力
- 音量低
- 咳嗽减弱
- 疾病晚期需要机械通气支持

工作、生活融入

评估（参照第二章）

可能的结果

- 晚期 ALS 患者可能在这方面受损

功能	评分	结果
	修订版肌萎缩侧索硬化功能评定量表	
（1）言语	4= 言语正常 3= 可发觉的言语紊乱 2= 重复后可理解 1= 言语和非言语结合的交流方式 0= 失去有效的言语表达能力	
（2）流涎	4= 正常 3= 轻度但明确的唾液增多；可能有夜间流涎 2= 中等程度的唾液增多；可能有轻度流涎表现 1= 显著的唾液增多，伴有流涎 0= 显著的流涎；长期需要手绢等物品	
（3）吞咽	4= 正常的饮食习惯 3= 早期进食异常，经常噎住 2= 饮食浓度习惯改变 1= 需要鼻饲补充 0= 专业的肠外营养或者肠道喂养	
（4）书写（患 ALS 之前的优势手）	4= 正常 3= 书写缓慢或者字间距大，但所有字迹清晰 2= 并不是所有字迹都清晰 1= 可以握笔，但是不能书写 0= 不能握笔	

修订版肌萎缩侧索硬化功能评定量表		
功能	评分	结果
（5a）使用餐具（患者未行胃肠造瘘术）	4= 正常 3= 有些缓慢和笨拙，但是不需要帮助 2= 尽管缓慢和笨拙，但是可以切大多数食品；需要一些帮助 1= 需要他人切割食品，但是仍可以自行缓慢进食 0= 需要喂养	
（5b）使用餐具（患者行胃肠造瘘术）	4= 正常 3= 有些缓慢和笨拙，但可以独立操作 2= 闭管和固定需要一些帮助 1= 需要照护者提供少量帮助 0= 不能执行任何操作	
（6）穿衣和洗漱	4= 正常 3= 经过努力可以独立穿衣和搞个人卫生 2= 间断需要帮助或使用其他代替方法 1= 个人卫生需要照护者 0= 完全依赖	
（7）床上翻身和调整被褥	4= 正常 3= 有些缓慢和笨拙，但是不需要帮助 2= 可以独立翻身或者调整被褥，但很困难 1= 可以启动，但不能独立翻身和调整被褥 0= 无助的	
（8）行走	4= 正常 3= 早期行走困难 2= 需要帮助才能行走 1= 仅能产生不能移动的运动 0= 没有目的的腿部运动	

第五章　中枢神经系统进展性疾病

修订版肌萎缩侧索硬化功能评定量表		
功能	**评分**	**结果**
（9）爬楼梯	4= 正常 3= 缓慢 2= 轻度蹒跚或者疲劳 1= 需要帮助 0= 不能爬楼梯	
（10）呼吸困难	4= 没有 3= 行走时发生 2= 与下列一个或多个活动一起发生：进食、沐浴和穿衣（ADL） 1= 在休息时发生；坐着或躺着时呼吸困难 0= 严重困难；考虑使用机械通气支持	
（11）端坐呼吸	4= 没有 3= 由于呼吸短促而在夜间睡觉有一些困难；通常不使用两个以上的枕头 2= 睡觉需要额外的枕头（两个以上） 1= 只能坐着睡觉 0= 无法入睡	
（12）呼吸功能不全	4= 没有 3= 间歇使用 BiPAP 2= 夜间持续使用 BiPAP 1= 昼夜持续使用 BiPAP 0= 气管插管或气管切开术等有创性机械通气	

注：BiPAP—双相气道正压通气

惠允引自：Cedarbaum JM, Stambler N, Malta E. The ALSFRS-R: A revised ALS functional rating scale that incorporates assessments of respiratory function. J Neurol Sci. 1999;169:13–21.

药物			
适应证	通用名	商品名	常见的不良反应
疾病恶化	利鲁唑	力如太	无力、恶心、眩晕、肺功能下降、腹泻
痉挛状态	巴氯芬	力奥来素	嗜睡、虚弱、头晕
	替扎尼定	痉痛停	头晕，胃肠道问题，口干
疼痛	曲马朵	奇曼丁	烦躁、焦虑、水肿、便秘、嗜睡、头晕

脑肿瘤

说明 / 概述

　　脑肿瘤（brain tumors, BT）主要影响两组患者：0~15岁的儿童和40~60岁的成年人。BT可能是恶性或良性的，主要通过压迫或破坏功能正常的脑组织来产生症状。症状与BT位置直接相关（具体脑损伤症状请参考CVA，第156页）。

注意事项

　　如果BT患者出现以下情况，停止检查并咨询医师：

- 严重头痛伴呕吐（脑干可能受压）
- 精神状态变化
- 肌张力变化
- 视力变化
- 癫痫发作（20%~70%的BT患者可能出现癫痫）
- 发热（化疗可能抑制免疫系统导致感染）

物理治疗检查

一般注意事项
- 由于潜在的认知障碍，可能需要家庭成员的协助
- BT 患者常表现为头痛、性格改变、癫痫发作和局灶性神经症状（与受影响部位直接相关）

病史（参见第二章）

生命体征
- 评估血压、心率、呼吸频率和体温

测试和测量

有氧代谢能力 / 耐力

评估

- 休息时和活动期间及之后血压、心率和呼吸频率的评估
- 如有可能，进行 2 分钟或 6 分钟步行测试，并使用 Borg 自感劳累分级（参见第二章）来确定自感劳累程度

可能的结果

- 脑干受累引起的生命体征不稳定
- 耐力、心肺系统对运动的反应可能因化疗和放疗后的调节和代谢失衡而受到影响

人体形态学特征
- 评估身高、体重、BMI

可能的结果

- 因进食和吞咽困难、放疗和化疗的不良反应而体重减轻

觉醒、注意力和认知

评估

- 使用格拉斯哥昏迷量表（参见第四章），如果 BT 患者处于昏迷状态
- 使用简易精神状态量表（参见第二章），以评估认知、短期和长期记忆、沟通能力

可能的结果

- 颅内压升高导致嗜睡和意识减退
- 注意力持续时间短（注意力集中问题）、短期和长期记忆问题、主动性和抽象推理困难或混乱
- Broca 失语症（亦称"表现性"或"运动性"失语症）
- Wernicke 失语症（亦称"接受性"或"感觉性"失语症）
- 不明显的性格改变，如焦虑或抑郁

辅助和适应性器具

注意事项

- 如果运动区域受到影响，可能需要移动辅助器具或者轮椅

评估（参见第二章）

循环系统

评估

- 评估血压、心率、水肿和四肢周长

可能的结果

- BT 患者可因脑干或迷走神经受压而出现血压或心率改变，尤其是在头朝下的体位

脑神经和周围神经完整性

评估

- 所有的脑神经
- 周围运动和感觉神经

可能的结果

- 垂体瘤和枕叶瘤引起的视乳头水肿
- 复视（Ⅲ和Ⅳ）、双颞侧偏盲（Ⅱ）或因脑垂体肿瘤引起的面部麻木（Ⅴ）
- 听力减退、共济失调、头晕、耳鸣（Ⅷ）或面瘫（Ⅶ）
- BT 影响优势半球时的失语症
- BT 影响顶叶时，对侧肢体感觉缺失、轻偏瘫或偏瘫
- 化疗使神经受损导致的上肢或下肢麻木、刺痛

步态、移动和平衡

评估

- 使用闭目直立测试（参见第二章）或功能性前伸测试（参见第二章）评估静态平衡
- 使用计时起立 – 行走测试（参见第二章）来评估动态平衡

可能的结果

- BT 患者可能出现平衡或步态问题

运动功能

评估

- 观察 BT 患者的 ADL 表现
- 观察 BT 患者执行新运动任务的表现
- 进行指鼻试验和跟 – 膝 – 胫试验，以评估协调性

可能的结果

- BT 影响运动皮质时，协同运动异常
- 失用症
- 学习新的运动任务困难
- BT 影响小脑时的协调问题

肌肉性能

评估（参见第二章）

可能的结果

- 由于失用或小脑受累引起的肌无力
- BT 影响顶叶时，轻偏瘫或偏瘫
- 早期或严重疲劳

疼痛

评估

- 使用通用疼痛评估工具（参见第二章）用于评估头痛严重程度
  - 最近有没有头痛
  - 最近头痛是否加重
  - 头痛是否会随着头部位置的改变而加重

可能的结果

■ 颅内压增高引起的头痛、恶心、呕吐、视乳头水肿或局灶性神经症状

■ 头朝下的体位头痛加重

姿势
评估

■ 评估坐姿和站姿

可能的结果

■ 由于肌无力或翻正反应受损导致的姿势调整不良

■ 坐姿和站姿不对称（主要在张力高的一侧负重），特别是轻偏瘫或偏瘫患者

关节活动范围
评估

■ 评估 AROM 和 PROM

可能的结果

■ 肌力减弱导致 AROM 受限

■ 痉挛导致 PROM 受限

反射完整性
评估

■ 髌腱、跟腱、肱二头肌、肱三头肌的腱反射

■ 肌张力

■ 巴宾斯基征

■ 抓握反射和噘嘴反射（见"阿尔茨海默病反射完整性"）

■ 紧张性颈反射（对称性和非对称性）

■ 翻正反应（坐位和站立位）

■ 平衡反应（坐位和站立位）

■ 保护性伸展反应

可能的结果

- BT 影响运动皮质或皮质脊髓束时患肢的肌张力增高
- 巴宾斯基征（上运动神经元病变）
- 如果 BT 影响中脑，对称性或非对称性为阳性
- 如果 BT 影响额叶，明显的抓握反射和噘嘴反射
- 翻正反应障碍
- 平衡反应延迟或障碍
- 保护性伸展反应延迟或障碍

自我照护和家庭管理
评估

- 大小便控制检查表（参见第二章）
- 功能独立性评定（参见第二章），评估 ADL

可能的结果

- 难以控制大小便，取决于受影响区域
- 需要协助才能执行 ADL

感觉完整性
评估

- 皮质感觉功能（实体觉和皮肤书写觉）
- 运动觉
- 振动觉
- 本体感觉

可能的结果

- 实体感觉缺失
- 视觉空间障碍
- 失认症

- 单侧忽略
- 振动觉、运动觉或位置觉受损
- 皮肤书写觉障碍

通气和呼吸

评估

■ 评估呼吸方式，包括膈肌和辅助呼吸肌的使用情况
■ 评估机械通气支持需求

可能的结果

■ 如果 BT 影响脑干，可导致通气或呼吸功能障碍
■ 需要机械通气支持

工作、生活融入

评估（参见第二章）

<table>
<tr><th colspan="4">药物</th></tr>
<tr><th>适应证</th><th>通用名</th><th>商品名</th><th>常见的不良反应</th></tr>
<tr><td rowspan="3">癫痫</td><td>卡马西平</td><td>得理多</td><td>皮疹、流感症状、易瘀伤、头晕、虚弱</td></tr>
<tr><td>苯巴比妥</td><td>鲁米那</td><td>昏昏欲睡、头晕、头痛、抑郁、兴奋</td></tr>
<tr><td>苯妥英钠</td><td>大仑丁</td><td>嗜睡、牙龈肿胀或出血、胃肠道问题、食欲不振、体重减轻、思维混乱</td></tr>
<tr><td rowspan="2">颅内压升高</td><td>泼尼松</td><td>强的松</td><td>头痛、昏昏欲睡、睡眠问题、情绪波动</td></tr>
<tr><td>氟美松</td><td>地塞米松</td><td>胃不舒服、头痛、头晕、失眠</td></tr>
</table>

说明 / 概述

　　小脑半球的单侧损害（血管阻塞、肿瘤、一个或多个小脑脚的白质脱髓鞘病变）会导致受损半球同侧肢体出现症状。小脑中央区病变或多发性硬化患者会出现双侧症状，如共济失调步态。

物理治疗检查

一般注意事项

■ 患有小脑变性（cerebellar degeneration, CD）患者常有平衡问题，因此在检查时可能需要接触保护或帮助

病史（参见第二章）
生命体征

■ 评估血压、心率、呼吸频率和体温

测试和测量

有氧代谢能力 / 耐力
评估

■ 在休息、活动中及活动后评估血压、心率和呼吸频率
■ 在可耐受的情况下，进行 2 分钟步行测试，以确定自感劳累程度

可能的结果

■ CD 患者可能由于全身肌无力而导致有氧代谢能力和耐力下降

觉醒、注意力和认知
评估

■ 使用简易精神状态量表（参见第二章）以评估认知、短期和长期记忆、沟通能力

可能的结果

■ 酒精性 CD 患者可表现为震颤性谵妄（酒精摄入迅速减少后出现

躁动、易怒、震颤、神志混乱、定向障碍或幻觉）、痴呆症、幻觉或短期记忆问题
- CD 患者可能会出现构音障碍（口齿不清）

辅助和适应性器具
注意事项

- 由于平衡功能受损，可能需要移动辅助器具（参见第二章）

脑神经和周围神经完整性
评估（参见第二章）
可能的结果

- 眼球震颤
- Wernicke 综合征（主要见于酒精性 CD 患者），其症状包括：
  - 共济失调
  - 方向失认
  - 痴呆
  - 眼外直肌无力导致的眼球震颤及复视
- 构音障碍（口齿不清）

环境、家庭和工作障碍
评估（参见第二章）

步态、移动和平衡
评估

- 使用闭目直立测试（参见第二章）或功能性前伸测试（参见第二章）评估静态平衡
- 使用计时起立 – 行走测试（参见第二章）评估动态平衡和步态
- 使用 Tinetti 跌倒效能量表（参见第二章）评估跌倒风险
- 观察：患者在平坦和不平坦地面上的步态及有无画圈步态

可能的结果

- 静态和动态平衡障碍
  - 由于视力问题和支撑基础不足导致平衡功能恶化
- 有跌倒史

- 共济失调步态
- 在不平整的路面上步态不稳

关节完整性和活动性

评估（参见第二章）

可能的结果

- 部分 CD 患者可能有关节活动过度

运动功能

评估

- 用以下方法评估上下肢协调功能
  - 指鼻试验
  - 手指对检查者的手指测试
  - 按节奏拍手
  - 交替旋前和旋后
  - 按节奏地踏地
- 回弹试验（参见第二章）
- 观察 CD 患者执行 ADL 和新的运动任务的能力

可能的结果

- 意向性震颤
- 上下肢协调问题
- 回弹试验阳性
- 轮替运动障碍（按节奏踏地或交替，旋前或旋后时无法保持节奏）
- 辨距不良（在指鼻试验和手指对检查者的手指测试中无法对准目标）
- 运动分离（执行 ADL 时无法平稳移动）
- 认知障碍导致学习新的运动任务困难

肌肉性能

评估（参见第二章）

可能的结果

- 肌无力（全身肌无力）
- 由于下肢或躯干无力，需要手臂支撑才能从地板或椅子上站起来

矫形器、保护性器具和支持性器具

评估（参见第二章）

姿势

评估（参见第二章）

可能的结果

- 坐位下胸椎后凸和头前倾幅度增大
- 坐位下由于腹肌无力导致脊柱前凸
- 需要足够稳定的支撑维持站立姿势

反射完整性

评估

- 腱反射
- 翻正反应
- 平衡反应和保护性伸展反应

可能的结果

- 肌张力过低导致的腱反射降低
- 翻正反应正常
- 平衡反应和保护性伸展反应延迟或不存在

感觉完整性

评估

- 本体感觉与振动觉评估

可能的结果

- 患有 CD 的患者可能会出现本体感觉和振动觉障碍，因此经常需要视觉代偿来执行运动任务

通气和呼吸

评估（参见第二章）

可能的结果

- 由于腹肌无力导致咳嗽减弱

药物			
适应证	通用名	商品名	常见的不良反应
酒精性 CD	维生素 B₁	硫胺	感觉燥热、瘙痒、虚弱、出汗

艾滋病

说明 / 概述

在艾滋病患者中发现了许多中枢神经系统机会性感染，其中最常见的是脑弓形虫病。隐球菌性脑膜炎是艾滋病患者最常见的真菌感染。巨细胞病毒脑膜炎通常导致精神状态的改变，经常导致死亡。

物理治疗检查

一般注意事项

- 在检查中遵循一般预防措施
- 如果患者有痴呆的迹象，可以使用简单的指令

病史（参见第二章）
生命体征

- 评估血压、心率、呼吸频率和体温

可能的结果

- 急性感染的患者可能发热

测试和测量

有氧代谢能力 / 耐力
评估

- 在休息时、活动期间及之后评估血压、心率和呼吸频率
- 在可耐受的情况下，进行 2 分钟或 6 分钟步行测试，以确定自感劳累程度

可能的结果

■ 运动或体位变化时出现血压波动
■ 易疲劳

人体形态学特征
评估

■ 评估体重、身高、BMI 和四肢周长

可能的结果

■ 艾滋病患者可能会出现体重下降

觉醒、注意力和认知
评估

■ 如果患者昏迷或思维混乱，使用格拉斯哥昏迷量表（参见第四章）
■ 如果患者处于警觉状态，使用简易精神状态量表（参见第二章）

可能的结果

■ 昏迷
■ 思维混乱或迷失方向
■ 痴呆、健忘或精神错乱
■ 言语障碍

辅助和适应性器具
评估

■ 确定 ADL 辅助和适应性器具的需求
■ 评估辅助和适应性器具的适配

可能的结果

■ 晚期艾滋病患者和痴呆患者可能需要辅助和适应性器具（如轮椅）来进行 ADL

循环系统
评估

■ 在休息时、活动期间及之后评估血压、心率和呼吸频率
■ 使用水肿评定量表（参见第二章）评估水肿

可能的结果

■ 艾滋病患者可能由于自主神经系统的损伤而有静息性心动过速

脑神经和周围神经完整性
评估（参见第二章）
可能的结果

■ 畏光
■ 视觉障碍（巨细胞病毒感染时视力受损）

■ 失语症
■ 肌无力

环境、家庭和工作障碍
评估（参见第二章）

步态、移动和平衡
评估

■ 使用闭目直立测试（参见第二章）或功能性前伸测试（参见第二章）评估静态平衡
■ 使用 Berg 平衡量表（参见第二章）评估动态平衡
■ 观察在平整和不平整的地面上及楼梯上的步态

可能的结果

■ 静态或动态平衡能力差
■ 共济失调步态
■ 在不平整的表面和楼梯上行走困难

皮肤完整性
评估（参见第二章）
可能的结果

■ 晚期艾滋病患者可能并发卡波西肉瘤

运动功能
评估

■ 观察艾滋病患者进行 ADL 和学习新运动任务的能力

可能的结果

■ 患有艾滋病和中枢神经系统疾病的患者可能因痴呆而很难学习新的运动任务

肌肉性能

评估（参见第二章）

可能的结果

- 因失用而变得无力
- 偏瘫

疼痛

评估

- 使用通用疼痛评估工具（参见第二章）和 Ransford 疼痛体表描述图（参见第二章）

可能的结果

- 脑膜炎导致的头痛
- 巨细胞病毒感染引起的肌肉或关节疼痛

姿势

评估（参见第二章）

可能的结果

- 艾滋病患者可能因为共济失调而需要足够稳定的支撑

关节活动范围

评估（参见第二章）

可能的结果

- 由于肌无力导致的 AROM 受限
- 由于痉挛导致的 PROM 受限

反射完整性

评估

- 肌张力
- 腱反射
- 姿势反射（翻正反应、平衡反应和保护性伸展反应）
- 病理反射（巴宾斯基征）

可能的结果

- 上运动神经元损伤所致的肌张力和腱反射增强
- 平衡反应和保护性伸展反应障碍或缺失
- 巴宾斯基征阳性

自我照护和家庭管理
评估（参见第二章）
可能的结果

- 因痴呆或全身虚弱需要 ADL 方面的帮助
- 难以控制大小便

感觉完整性
注意事项

- 由于认知缺陷而难以评估

评估

- 实体觉
- 运动觉
- 关节位置觉

可能的结果

- 患有艾滋病和中枢神经系统疾病的患者可有实体觉、运动觉和位置觉的障碍

通气和呼吸
评估（参见第二章）
可能的结果

- 晚期艾滋病患者在运动后可能出现肺活量受限和肺损伤反应

工作、生活融入
评估（参见第二章）

药物			
适应证	通用名	商品名	常见的不良反应
艾滋病（高活性抗逆转录治疗）[2]	阿巴卡韦	济而刚	发热、疲劳、胃肠道不良反应
	阿扎那韦	瑞塔滋	高血糖、头痛、腹泻
	地达诺新	惠妥滋	腹痛、腹泻、周围神经病变、胰腺炎
	依法韦仑	施多宁	胃肠道不良反应、抑郁、头晕
	恩曲他滨	Emitriva, FTC	头痛、腹泻、肤色变化
	福沙那韦	福沙那韦	高血糖、腹泻、腹痛、头痛
	拉米夫定	益平维，3TC	腹泻、头痛、疲劳、发冷
	洛匹那韦	克力芝（含洛匹那韦 + 利托那韦）	腹泻、虚弱、胃灼热
	奈韦拉平	维乐命	头痛、腹泻
	利托那韦	诺韦	呕吐、虚弱、腹泻
艾滋病	齐多夫定	立妥威	疼痛、发热、呕吐、肌病、中性粒白细胞减少症

药物			
适应证	通用名	商品名	常见的不良反应
巨细胞病毒脑膜炎	更昔洛韦	更昔洛韦、赛美维	胃部不适、呕吐、胀气、便秘
	膦甲酸钠	膦甲酸钠	低钙血症、低镁血症、高磷血症、肾损害
隐球菌性脑膜炎	两性霉素 B	两性霉素 B	发热、寒战、呼吸困难、心跳变化
弓形虫病	磺胺嘧啶	磺胺嘧啶	腹泻、胃痛、头晕
	乙胺嘧啶	达拉匹林	恶心、胃痛、食欲不振

亨廷顿病 / 亨廷顿舞蹈病

说明 / 概述

亨廷顿病（Huntington's disease, HD）是一种常染色体显性遗传的慢性退行性中枢神经系统疾病，通常出现在 35 ~ 42 岁之间。HD 症状包括舞蹈症（手部和面部肌肉）、僵硬、运动迟缓、肌张力障碍、笨拙、烦躁、行为异常（性格变化、抑郁和精神病）、痴呆。[3]

物理治疗检查

一般注意事项
- 如果患者出现痴呆症状，使用简单的指令
- 可能需要家庭成员的帮助

病史（参见第二章）
生命体征

■ 评估血压、心率、呼吸频率和体温

测试和测量

有氧代谢能力 / 耐力
评估

■ 在休息、活动期间和活动后评估血压、心率和呼吸频率
■ 如果可能，进行 2 分钟或 6 分钟步行测试，以确定自感疲劳程度

人体形态学特征
评估

■ 评估体重、身高和 BMI

可能的结果

■ HD 患者可能会因进食或吞咽困难和舞蹈症而体重下降

觉醒、注意力和认知
评估

■ 如果可能，进行简易精神状态量表（参见第二章），以评估认知、短期和长期记忆、沟通能力

可能的结果

■ 注意力不集中、短期记忆丧失或组织困难
■ 痴呆症
■ 情绪障碍（易怒、焦虑、攻击性高、抑郁、情绪波动或社交退缩）
■ 精神病

循环系统
评估

■ 在休息时、活动期间和活动后评估血压和心率

脑神经和周围神经完整性
评估（参见第二章）
可能的结果

- 快速动眼障碍（眼扫视）
- 构音障碍（口齿不清）
- 犹豫不决或语无伦次
- 吞咽困难
- 面部肌肉的舞蹈症（做鬼脸）

环境、家庭和工作障碍
评估（参见第二章）

步态、移动与平衡
评估

- 使用闭目直立测试（参见第二章）或功能性前伸测试（参见第二章）评估静态平衡
- 使用 Berg 平衡量表或计时起立 – 行走测试（参见第二章）评估动态平衡
- 使用 Tinetti 跌倒效能量表，用于确定对跌倒的恐惧
- 在平坦或不平坦的路面和楼梯上观察步态

可能的结果

- 静态或动态平衡严重障碍
- 步态障碍（有足够稳定的支撑下）
- 频繁跌倒
- 害怕跌倒

运动功能
评估

- 观察 HD 患者执行 ADL 并学习新运动任务的能力
- 实施以下测试（参见第二章）评估上肢和下肢协调
  - 指鼻试验
  - 双足交替踏地
  - 跟 – 膝 – 胫试验
  - 交替旋前和旋后测试
  - 手指对检查者的手指测试

可能的结果

- 手部和面部肌肉的舞蹈症
- 运动迟缓
- 失去手指和手的灵活性
- 学习新的运动任务有困难
- 上肢和下肢协调问题

肌肉性能
评估（参见第二章）
可能的结果

- HD 患者可能会因失用而表现出无力

关节活动范围
评估

- 评估 AROM 和 PROM

可能的结果

- HD 患者由于僵硬 PROM 可能受限

反射完整性
评估

- 肌张力
- 腱反射
- 姿势反射（翻正反应、平衡反应和保护性伸展反应）

可能的结果

- 僵硬
- 肌张力障碍
- 腱反射增强
- 平衡反应与保护性伸展反应延迟或障碍

自我照护和家庭管理
评估（参见第二章）
可能的结果

- 晚期 HD 患者可能会有 ADL 依赖

感觉完整性
评估（参见第二章）

评估（参见第二章）

		药物	
适应证	**通用名**	**商品名**	**常见的不良反应**
舞蹈症	氟哌啶醇	好度	嗜睡、口干、便秘、烦躁、头痛、体重增加
	氯丙嗪	冬眠灵	口干、嗜睡
	利血平	Harmonyl	头晕、食欲不振、胃痛、腹泻
	四苯喹嗪	Nitoman	抑郁、运动迟缓、嗜睡、胃肠道问题、低血压
精神症状（攻击性或躁动）	氟哌啶醇	好度	嗜睡、口干、便秘、烦躁、头痛、体重增加
	喹硫平	思瑞康	嗜睡、疼痛、头晕、虚弱、口干
	奥氮平	再普乐	嗜睡、头晕、异常行为、烦躁、抑郁
抑郁症和强迫症	氟西汀	百忧解	紧张、恶心、口干
	舍曲林	左洛复	恶心、腹泻、便秘、口干
	去甲替林	盐酸去甲替林	恶心、困倦、虚弱、焦虑

莱姆病

说明 / 概述

莱姆病（Lyme disease, LD）是一种蜱传播疾病，由伯氏螺旋体感染引起。大约 5% 的未经治疗的 LD 患者在感染数月至数年后出现慢性神经症状。[4] 慢性神经症状包括：

- 导致记忆丧失的脑功能障碍
- 脑神经损伤
- 脑脊髓炎或脑膜炎
- 角膜炎症导致视力受损和眼睛疼痛
- 累及周围神经的炎症致快速进展性运动神经元麻痹

物理治疗检查

一般注意事项

- 患有 LD 的患者可能会患上痴呆症，因此需要使用简单的措辞和说明及家人的帮助

病史（参见第二章）

- 询问最近的户外活动和潜在的蜱虫接触

生命体征

- 评估血压、心率、呼吸频率和体温

测试和测量

有氧代谢能力 / 耐力

评估

- 评估血压、心率、呼吸频率
- 进行 2 分钟或 6 分钟步行测试，以确定自感劳累程度

可能的结果

- 由于潜在的心脏问题和心血管系统对运动的反应障碍，LD 患者可能表现出有氧代谢能力和耐力问题

觉醒、注意力和认知

评估

- 对急性中枢神经系统感染（脑脊髓炎、脑病或脑膜炎）患者进行格拉斯哥昏迷量表评分（参见第四章）
- 如果可能，进行简易精神状态量表（参见第二章），以评估认知、短期和长期记忆、沟通能力

可能的结果

- 难以集中注意力
- 痴呆症
- 短期和长期记忆问题
- 情绪波动

辅助和适应性器具

评估（参见第二章）

循环系统

评估

- 在休息时、活动中和活动后评估血压和心率（尤其是心跳节律）
- 使用四肢周长和水肿评分量表（参见第二章）评估水肿

可能的结果

- LD 患者可能表现出传导缺陷，导致心律失常

脑神经和周围神经完整性

评估（参见第二章）

可能的结果

- 复视（III、IV 和 VI）
- 面部麻木（V）
- 单侧或双侧面瘫（VII）
- 听力减退或头晕（VIII）
- 吞咽困难或声音嘶哑（IX 和 X）
- 构音障碍（口齿不清）（XI 和 XII）
- 颈部肌肉无力（XII）
- 周围运动和感觉神经病变（烧灼感、感觉异常和虚弱）

环境、家庭和工作障碍

评估（参见第二章）

步态、移动与平衡

评估

- 使用功能性前伸测试（参见第二章）或多向伸展测试（参见第二章）评估静态平衡
- 使用计时起立–行走测试（参见第二章）评估动态平衡
- 分别在整洁和杂乱的环境以及楼梯上观察步态

可能的结果

- 前庭神经受累和肌无力导致的平衡问题
- 由肌无力和关节炎引起的步态偏差

关节完整性和活动性

评估

- 检查关节周围的软组织是否肿胀和压痛
- 关节活动范围

可能的结果

- 如果不治疗，80% 的 LD 患者可能患关节炎（最常见于膝关节和颞下颌关节）[4]

运动功能

评估（参见第二章）

可能的结果

- 由于脑脊髓炎、脑病或脑膜炎的中枢神经系统受累，LD 患者可能出现共济失调、舞蹈症或偏瘫

肌肉性能

评估

- 周围神经支配模式下的肌力（参见第二章）
- 肌耐力

可能的结果

- 局部或广泛性无力（如臂丛神经或腰骶丛神经病变）
- 进展性无力（从远端到近端），类似于吉兰—巴雷综合征
- 肌耐力下降

矫形器、保护性器具和支持性器具
评估（参见第二章）

疼痛
评估

- 使用 Ransford 疼痛体表描述图（参见第二章）

可能的结果

- 伴有周围神经症状的 LD 患者可能会出现灼伤感、感觉异常、麻木或疼痛

姿势
评估（参见第二章）
可能的结果

- 由于前庭、背柱或小脑受累，LD 患者可以站在足够稳定的支撑上，作为共济失调步态模式的一部分

关节活动范围
评估

- 评估 AROM 和 PROM

可能的结果

- 由于关节炎，LD 患者可能表现出 AROM 和 PROM 受限

反射完整性
评估

- 肱二头肌、肱三头肌、髌腱和跟腱的腱反射
- 姿势反射（翻正反应、平衡反应和保护性伸展反应）

可能的结果

■ 周围神经或小脑受累导致腱反射减弱
■ 由于上运动神经元受累导致腱反射增强或巴宾斯基征
■ 翻正反应、平衡反应或保护性伸展反应延迟、障碍或缺失

自我照护和家庭管理
评估

■ 完成功能独立性评定（参见第二章），评估 ADL

可能的结果

■ 中枢神经系统受累的 LD 患者可能需要 ADL 帮助

感觉完整性
评估（参见第二章）

工作、生活融入
评估（参见第二章）

药物			
适应证	通用名	商品名	常见的不良反应
早期感染	强力霉素	盐酸多西环素、伟霸霉素	腹泻、直肠或阴道瘙痒、湿疹
	阿莫西林	阿莫西林，Trimox	胃部不适、呕吐、腹泻
急性和晚期神经症状	头孢曲松	Rocephin	腹泻、胃痛、胃部不适、呕吐
关节和肌肉疼痛	阿司匹林	阿司匹林	胃溃疡、恶心、耳鸣
	布洛芬	摩特灵、努普林、艾德维尔	胃肠道问题、头晕、液体潴留

多发性硬化

说明 / 概述

多发性硬化（multiple sclerosis, MS）的四种类型是：复发 – 缓解型 MS（急性发作和恢复，发作之间病情稳定；最常见的类型）；继发 – 进展型 MS（先前有复发 – 缓解型 MS 的患者出现或不出现急性发作的渐进性神经功能恶化）；原发 – 进展型 MS（发病后，神经功能逐渐、持续恶化）；进展 – 复发型 MS（从发病到复发，神经功能逐渐恶化）。

物理治疗检查

一般注意事项
- 调整检查节奏以避免疲劳
- 必要时，在检查中使用简单的词语和说明，以防潜在的认知功能变化和情绪波动
- 保持检查室阴凉干燥（湿热会加重疲劳）

病史（参见第二章）
生命体征
- 评估血压、心率、呼吸频率和体温

测试和测量

有氧代谢能力 / 耐力
评估
- 在休息时、活动中及活动后评估血压、心率和呼吸频率
- 如有可能，进行 2 分钟或 6 分钟步行测试和 Borg 自感劳累分级（参见第二章），以确定自觉劳累程度

可能的结果
- 运动时心血管自主神经紊乱导致心跳加速和血压下降
- 疲劳可能发生在傍晚或剧烈活动之后

觉醒、注意力和认知

评估

■ 使用简易精神状态量表（参见第二章），以评估认知、短期和长期记忆、沟通能力

可能的结果

■ 注意力下降
■ 短期记忆和回忆障碍
■ 抽象推理能力、解决问题能力和判断能力下降
■ 信息处理能力下降
■ 积极性下降
■ 视觉空间能力下降
■ 构音障碍（口齿不清）
■ 语言流畅性下降
■ 发声困难
■ 进展性疾病和无力应对导致的抑郁
■ 情感障碍
■ 假性延髓麻痹情感变化（强哭强笑）
■ 不适当的行为（如性亢奋）

辅助和适应性器具

注意事项

■ 移动辅助器具（拐杖、助行器或轮椅）
■ ADL 辅助和适应性器具

评估（参见第二章）

循环系统

评估

■ 在仰卧位、站立、坐位休息时，以及活动中及活动后评估血压和心率

可能的结果

- 运动时心血管自主神经紊乱导致心跳加速和血压下降
- 直立性低血压

脑神经和周围神经完整性

评估

- 所有脑神经
- 周围神经（从远端到近端）

可能的结果

- 视神经炎或视觉问题（复视、模糊、色觉下降或偶尔散光）（Ⅱ）
- 动眼神经综合征（Ⅲ、Ⅳ和Ⅵ）
  - 无法追踪
  - 眼球震颤
  - 辨距不良（目标过多）
  - 核间性眼肌麻痹（一只眼睛不能内收，另一只眼睛有外展性眼球震颤）
- 面部麻木和三叉神经痛（Ⅴ）
- 面部麻痹（Ⅶ）
- 头晕、眩晕或听力减退（Ⅷ）
- 吞咽困难（Ⅸ和Ⅹ）
- 麻木和痛温觉下降，呈手套或袜套样分布

环境、家庭和工作障碍

评估（参见第二章）

步态、移动与平衡

评估

- 使用闭目直立测试（参见第二章）或多向伸展测试（参见第二章）评估静态平衡
- 使用计时起立－行走测试（参见第二章）或 Berg 平衡量表（参见第二章）评估动态平衡
- 观察平整路面上的步态，如果可能，进行 2 分钟步行测试（参见第二章），以确定自感劳累程度

可能的结果

- 动、静态平衡障碍
- 共济失调步态
- 由于下肢痉挛或无力，在摆动阶段足廓清困难

皮肤完整性
注意事项

- 有大小便控制问题且活动受限的患者有发生皮疹或溃疡的风险，必须每天检查皮肤

评估（参见第二章）

关节完整性和活动性
评估（参见第二章）
可能的结果

- 可能由于痉挛而表现出关节活动受限

运动功能
评估

- 指鼻试验
- 手指对检查者的手指测试
- 跟－膝－胫测试
- 观察 MS 患者执行新运动任务的能力

可能的结果

- 辨距不良（目标过多或过低；上肢更明显）
- 执行新的运动任务有困难

肌肉性能
评估（参见第二章）
可能的结果

- 表现出无力或痉挛，导致单肢轻瘫、单瘫、轻偏瘫、偏瘫、下肢轻瘫、截瘫、四肢轻瘫或四肢瘫痪

- 容易疲劳
  - 比正常疲劳更严重
  - 迅速而突然地出现
  - 每天都会发生，并随着时间的推移而恶化
  - 高温和潮湿会加重病情

矫形器、保护性器具和支持性器具
评估（参见第二章）

疼痛
评估

- Ransford 疼痛体表描述图（参见第二章）

可能的结果

- 感觉迟钝
- 三叉神经痛、非典型面部疼痛或头痛
- 麻木和痛温觉下降，呈手套或袜套样分布
- 莱尔米特征（一种电击感、震动感或背部放射痛，沿背部向下放射，并经常进入上肢和下肢，通常发生于颈部屈曲时）
- 由于痉挛或虚弱导致的肌肉骨骼痛

姿势
评估（参见第二章）
可能的结果

- 由于无力可能难以保持直立姿势

关节活动范围
评估

- 评估 AROM 和 PROM

可能的结果

- 由于痉挛可能表现出 AROM 和 PROM 受限

反射完整性

评估

- 肌张力
- 肱二头肌、肱三头肌、髌腱、跟腱的腱反射
- 姿势反射（翻正反应、平衡反应、保护性伸展反应）

可能的结果

- 因上运动神经元受损引起的痉挛
- 阵挛
- 因上运动神经元受损而腱反射增强
- 小脑受累导致腱反射减弱
- 巴宾斯基征
- 平衡反应和保护性伸展反应延迟或障碍

自我照护和家庭管理

评估

- 完成大小便控制检查表（参见第二章）
- 使用 Kurtzke 扩展残疾状况量表（转自 Davis*Plus*，http://www.fadavis.com.davisplus.com）和扩展残疾状况量表来评估 ADL

可能的结果

- 便秘
- 由于膀胱痉挛、松弛或协同失调引起的膀胱问题（夜间尿频、尿急、尿不尽或尿失禁）
  - 膀胱问题通常男性多于女性[5]
- 性问题包括
  - 生殖器感觉下降
  - 无法达到高潮
  - 勃起功能障碍
  - 阴道干燥
  - 性欲丧失
- 后期 ADL 依赖

感觉完整性

评估

■ 评估本体感觉和振动觉

可能的结果

■ 感觉性共济失调（下肢本体感觉受损）
■ 振动觉不完全缺失

工作、生活融入

评估（参见第二章）

药物			
适应证	通用名	商品名	常见的不良反应
疾病进展	干扰素 β-1a	Avonex	流感样症状（发热、发冷、出汗、肌肉酸痛、疲劳）
	干扰素 β-1a	利比	流感样症状
	干扰素 β-1b	倍泰龙	流感样症状
	醋酸格拉替雷	克帕松	瘙痒、恶心、胃痛、虚弱、胸痛或关节痛
	米托蒽醌	能灭瘤	免疫抑制，心肌损伤
急性加重	甲泼尼龙	美卓乐、甲强龙	液体潴留、免疫抑制、情绪波动

药物			
适应证	通用名	商品名	常见的不良反应
抑郁	氟西汀	百忧解	恶心、难以入睡、嗜睡、焦虑、虚弱
	帕罗西汀	赛乐特	情绪波动、焦虑、恐慌发作、睡眠困难、易怒
	舍曲林	左洛复	腹痛、躁动、焦虑、便秘、性欲下降
痉挛	巴氯芬	力奥来素	嗜睡、虚弱、头晕
	丹曲林	丹曲洛林	虚弱、嗜睡、头晕
	地西泮	安定	嗜睡、认知下降、疲劳、共济失调
男性性功能障碍	他达拉非	西力士	头痛、胃痛、鼻塞、脸红
	伐地那非	艾力达	头痛、脸红、充血、血压下降
	西地那非	万可艾	头痛、脸红、胸痛、视力变化
尿路功能障碍	溴丙胺太林	普鲁本辛	口干、头晕、嗜睡
	奥昔布宁	尿多灵、迪特罗潘 XL	口干、头晕、便秘
	托特罗定	托特罗定	口干、腹痛、便秘

说明 / 概述

帕金森病（Parkinson's disease, PD）是最常见的锥体外系运动障碍，其特征是一系列进行性神经症状，通常以单侧肢体静止性震颤开始。其他主要的 PD 神经症状包括齿轮样强直、运动迟缓和姿势反射障碍。

注意事项

直立性低血压（发生于晚期 PD）		
症状	可能的原因	处理
• 血压随体位变化而下降（如仰卧位到坐位或坐位到站立位）	• 药物不良反应 • 自主神经系统功能障碍	• 让患者坐下或躺下 • 监测血压

物理治疗检查

一般注意事项

■ 经常表现出自主神经系统功能障碍，心肺系统对运动的反应障碍
■ 由于平衡和平衡反应障碍，可能会频繁跌倒
■ 可能会有抑郁的情况
■ 由于低血压需要经常监测血压

病史（参见第二章）
生命体征

■ 评估血压、心率、呼吸频率和体温

测试和测量

有氧代谢能力 / 耐力
评估

■ 在休息时、活动中及活动后评估血压、心率和呼吸频率

- 如有可能，进行 2 分钟或 6 分钟步行测试和 Borg 自感劳累分级（参见第二章），以确定自感劳累程度

可能的结果

- 静息血压低
- 心肺系统对运动的反应障碍
- 耐力下降

人体形态学特征

评估

- 评估身高、体重和 BMI

可能的结果

- 体重下降

唤醒、注意力和认知

评估

- 完成简易精神状态量表（参见第二章），以评估认知、短期和长期记忆、沟通能力

可能的结果

- 晚期痴呆
- 抑郁
- 构音障碍（口齿不清）和发声过弱（音量低）
- 写字过小征

辅助和适应性器具

注意事项

- 由于平衡不良，不建议使用标准助行架（因为患者在抬起助行架时可能会向后跌倒）

评估（参见第二章）

循环系统

评估

- 评估血压和心率

可能的结果

- 静息血压低
- 直立性低血压
- 运动心肺反应障碍

脑神经和周围神经完整性

评估（参见第二章）

可能的结果

- 不是因面神经受累引起的"面具脸"
- 吞咽困难（IX 和 XI）
- 构音障碍（言语不清）（IX、XI 和 XII）
- 由于自主神经系统功能障碍引起的唾液过多

环境、家庭和工作障碍

评估（见第二章）

步态、移动和平衡

- 使用闭目直立测试（参见第二章）、功能性前伸测试（参见第二章）和多向伸展测试（参见第二章）评估静态平衡；最适合晚期 PD 患者
- 使用 Berg 平衡量表（参见第二章）和计时起立 – 行走测试（参见第二章）评估动态平衡；最适用于早期和中期 PD 患者
- 使用 Tinetti 平衡与步态量表（参见第二章）和 Tinetti 跌倒效应量表（参见第二章），以确定跌倒的风险和对跌倒恐惧
- 观察在平整和不平整路面上的步态，以及通过门口的步态
- 观察并计时 10m 向前和向后行走

可能的结果

- 静态或动态平衡障碍
- 前进（向前）或后退（向后）的慌张步态（随着步幅的缩短，速度逐渐增加）
- 步态蹒跚（拖着脚）
- 转弯困难和转向困难（即采取非常慢的多个步骤）
- 开始或停止困难

- 在门口处肌肉僵硬
- 频繁跌倒和害怕跌倒

皮肤完整性

评估（参见第二章）

可能的结果

- 出汗过多
- 脂溢性皮炎（一种皮肤病，以油腻或干燥、白色、片状鳞片覆盖红色斑块为特征）

关节完整性和活动性

评估（参见第二章）

可能的结果

- 可能由于僵硬而表现出关节活动范围受限

运动功能

评估

- 观察 ADL 表现
- 完成国际运动障碍学会统一帕金森病评定量表（见下文）

可能的结果

- 开始或停止运动困难
- 运动迟缓
- 静止性震颤
- 肌张力异常或运动障碍（可能是药物诱导的）

肌肉性能

注意事项

- 由于平衡问题和弯腰姿势，在仰卧位和侧卧位更容易评估肌力
- 由于运动迟缓，力量难以评估

评估（参见第二章）

可能的结果

- 可能会表现出由于失用而导致的无力

疼痛
评估

■ 使用 Ransford 疼痛体表描述图（参见第二章）
可能的结果

■ 酸痛、麻木、刺痛或异常的冷热感觉
■ "休息"期间剧烈疼痛

姿势
评估

■ 评估矢状面和额状面的坐姿和站姿

可能的结果

■ 脊柱后凸伴头前倾
■ 不对称（倾向一侧）
■ 向前弯腰弯曲的姿势

关节活动范围
评估

■ 评估 AROM 和 PROM

可能的结果

■ 在整个运动范围内表现出对被动运动更强的抵抗力（铅管样或齿轮样强直）
■ 保持肌肉（尤其是屈肌）处于缩短的位置

反射完整性
评估

■ 肌张力
■ 腱反射
■ 姿势反射（翻正反应、平衡反应和保护性伸展反应）

可能的结果

- 强直（铅管样或齿轮样）
- 腱反射增强
- 翻正反应障碍
- 平衡反应和保护伸展反应障碍、延迟或缺失

自我照护和家庭管理
评估

- 完成大小便控制检查表（参见第二章）
- 完成国际运动障碍学会统一帕金森病评定量表（见下文），以评估 ADL

可能的结果

- 便秘
- 膀胱功能障碍
- 性功能障碍
- 晚期 ADL 依赖

感觉完整性
评估

- 评估皮质感觉、运动觉和本体感觉（关节位置和运动）

可能的结果

- 本体感觉可能障碍

通气和呼吸
评估（参见第二章）
可能的结果

- 弯腰姿势导致潮气量和肺活量降低
- 潮气量减少导致的音量低
- 心血管系统和肺对运动的反应障碍
- 咳嗽减弱

工作、生活融入

评估（参见第二章）

疾病特异性测试和测量

国际运动障碍学会统一帕金森病评定量表（MDS-UPDRS）

每个问题可分为 5 个答案：

0—正常
1—轻微（症状和体征不会对功能造成影响）
2—轻度（症状和体征对功能影响不大）
3—中度（症状和体征影响但不妨碍功能）
4—严重（症状和体征阻止功能）

类别	临床描述	结果
第一部分：日常生活中的非运动体验	认知障碍	
	幻觉和精神病	
	情绪低落	
	焦虑情绪	
	冷漠	
	多巴胺失调综合征的特征	
	睡眠问题	
	白天嗜睡	
	疼痛和其他感觉	
	泌尿系统问题	
	便秘问题	
	起立时头晕	
	疲劳	

神经康复检查手册

类别	临床描述	结果
第二部分：日常生活中的运动体验	言语	
	口水和流涎	
	咀嚼和吞咽	
	进食任务	
	穿衣	
	卫生	
	书写	
	爱好和其他活动	
	床上翻身	
	震颤对活动的影响	
	上下床	
	步行和平衡	
	僵硬	
第三部分：运动检查	言语	
	面部表情	
	强直	
	手指敲击	
	手的运动	
	手的旋前和旋后运动	
	足尖点地	
	腿部灵活性	
	从椅子上坐起	
	步态	
	步态僵硬	
	姿势稳定性	
	姿势	
	全身自发性运动（身体运动迟缓）	
	手的姿势性震颤	
	手的运动性震颤	
	静止性震颤振幅	
	持续性震颤	

第五章 中枢神经系统
进展性疾病

类别	临床描述	结果
第四部分：异动症	运动障碍：出现异动症的时间	
	运动障碍：异动症对生活功能造成的影响	
	运动障碍：疼痛性的"关"状态肌力不全症	
	症状波动：发生"关"的时间	
	症状波动：药效波动对生活功能造成的影响	
	症状波动：药效波动的复杂性	

惠允引自：Goetz CG, Fahn S, Martinez-Marin P, et al. Movement Disorder Society-sponsored revision of the Unified Parkinson's Disease Rating Scale (MDS-UPDRS): process, format & clinometric testing plan. Mov Disord. 2007; 22:41–47.

药物			
适应证	**通用名**	**商品名**	**常见的不良反应**
运动迟缓、震颤和强直	左旋多巴－卡比多巴	信尼麦	头晕、恶心、精神症状、运动障碍
运动迟缓、震颤、强直和高剂量左旋多巴	罗匹尼罗	力必平	恶心、困倦
	普拉克索	乐伯克	头晕、晕厥、恶心
	司来吉兰	咪多吡	头晕、头昏、晕厥、口干、恶心
	托卡朋	答是美	头晕、腹泻、运动障碍

药物			
适应证	通用名	商品名	常见的不良反应
运动迟缓、震颤、强直和高剂量左旋多巴	恩他卡朋	珂丹	头晕、腹泻、运动障碍
	左旋多巴＋卡比多巴＋恩他卡朋	达灵复	运动障碍，恶心，心律不齐，直立性低血压
运动迟缓、震颤和强直	金刚烷胺	金刚胺	头晕、恶心、幻觉
	苯海索	安坦	头晕、口干、恶心
	比哌立登	安克痉	头晕、口干、恶心
	普环啶	开麦特灵	
细胞凋亡	司来吉兰	咪多吡	头晕、头昏、晕厥、视力模糊、头痛
	雷沙吉兰	雷沙吉兰	轻度头痛、关节痛、心痛、便秘
	罗匹尼罗	力必平	恶心、困倦、嗜睡
	普拉克索	乐伯克	头晕、头昏、晕厥、恶心
	溴隐亭	溴麦角环肽	恶心、便秘、直立性低血压

第五章 中枢神经系统进展性疾病

第六章　周围神经损伤

贝尔麻痹

说明 / 概述

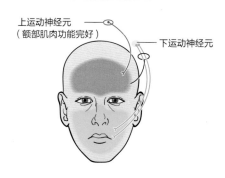

上运动神经元
（额部肌肉功能完好）

下运动神经元

贝尔麻痹（Bell's palsy, BP）是由于一侧面神经（下运动神经元）受损导致的面部肌无力或麻痹。BP 会影响单侧面部肌肉及同侧的额部肌肉，而对于上运动神经元型麻痹，双侧额部肌肉功能均保持正常。

注意事项

- 由于无法闭眼而导致眼球和角膜干涩
- 如果戴眼罩，可能会影响平衡、步态和驾驶车辆

物理治疗检查

病史（参见第二章）
- 症状是突然出现的吗
- 患者近期是否有流感样症状
- 患者近期是否接受过牙科治疗

生命体征
- 测量患者的血压、心率、呼吸频率以及体温

测试和测量

觉醒、注意力和认知
评估（参见第二章）
可能的结果

- 可能会因嘴唇闭合困难表现出构音障碍（口齿不清）

脑神经和周围神经完整性
评估

- 脑神经（着重于第 VII 对）和周围神经
- 角膜反射（第 V 对和第 VII 对脑神经）
- 味觉（舌头的前 2/3 区域）
- 听觉敏锐度
- 以下面部表情肌（参见第二章）：
  - 额肌（上抬眉毛）
  - 眼轮匝肌（紧闭眼睛）
  - 皱眉肌（皱眉）
  - 鼻肌和降眉肌（皱鼻子）
  - 颧大肌（笑，示上齿）
  - 口轮匝肌（抿嘴）
  - 颈阔肌（示下齿）
  - 颊肌（脸颊向内吸）

可能的结果

- 单侧面部肌无力或麻痹（同侧额肌受累）
- 患侧无法充分闭眼
- 流涎
- 味觉障碍（患侧舌头前 2/3 区域）
- 患侧眼睛干涩或过度流泪
- 口干
- 听觉过敏（对声音过度敏感）

步态、移动和平衡
评估（参见第二章）
可能的结果

- 平衡和步态可能会受到影响，尤其是当患者戴眼罩时

矫形器、保护性器具和支持性器具

评估（参见第二章）

可能的结果

■ 可能需要戴眼罩以保护患侧眼睛

疼痛

评估（参见第二章）

可能的结果

■ 可能会感受到耳部后侧疼痛

药物			
适应证	通用名	商品名	常见的不良反应
病毒感染	阿昔洛韦	舒维疗	胃部不适、呕吐、头晕
炎症	泼尼松	强的松	头痛、头晕、睡眠障碍

艾滋病

说明 / 概述

在艾滋病患者身上可观察到的周围神经病变可分为：艾滋病相关的感觉性或中毒性神经病变、炎性脱髓鞘性多发性神经病变以及自主神经病变。[1]

直立性低血压和晕厥前状态（感到头昏眼花）		
症状	可能的原因	处理
● 血压突然降低或感到头昏眼花（通常是在突然间转换体位时出现，如从仰卧位到坐位）	● 远端和下肢静脉回流差 ● 自主神经系统功能障碍（无法调节血压）	● 让患者平躺 ● 变换体位时持续监测血压 ● 让患者穿戴压力袜或束腹带

心律失常		
症状	可能的原因	处理
● 不规则的心率	● 自主神经系统功能障碍	● 停止检查，并让患者仰卧休息 ● 如果心律失常持续存在，则应寻求紧急医疗救治

物理治疗检查

一般注意事项
■ 检查时遵循常规的注意事项

病史（参见第二章）
生命体征
■ 测量血压、心率、呼吸频率以及体温

可能的结果

■ 艾滋病患者和自主神经系统受累的患者可能表现出直立性低血压、出汗异常、晕厥前状态、心律失常

测试和测量

有氧代谢能力 / 耐力
评估（参见第二章）
可能的结果

■ 进展性艾滋病患者可能会表现出
  ■ 有氧代谢能力差和耐力下降
  ■ 由于自主神经系统受累，导致心血管系统对于运动的反应障碍

人体形态学特征
评估（参见第二章）
可能的结果

■ 进展性艾滋病患者可能会由于体重下降而导致 BMI 降低

觉醒、注意力和知觉
评估

■ 应用简易精神状态量表（参见第二章）评估患者的认知能力、短期和长期记忆能力、交流能力

可能的结果

■ 由于中枢神经系统受累，进展性艾滋病患者可能有痴呆的表现

辅助和适应性器具
注意事项

■ 由于肌无力和肌耐力差，进展性艾滋病患者可能需要辅助和适应性器具以满足 ADL

评估（参见第二章）

循环系统
评估（参见第二章）
可能的结果

■ 直立性低血压、晕厥前状态或心律失常
■ 心血管系统对于体位变换和运动的反应障碍

脑神经和周围神经完整性
评估

■ 从远端向近端评估周围神经的运动和感觉功能

可能的结果

■ 进展性艾滋病患者和周围神经病变患者可能会感受到四肢（远端重于近端）麻木、刺痛或袜套样疼痛

环境、家庭和工作障碍
注意事项

■ 进展性艾滋病患者可能会有轮椅依赖，并需要无障碍环境

评估（参见第二章）

工效学和人体力学

评估（参见第二章）

可能的结果

■ 由于手部或前臂肌群无力和肌耐力下降，进展性艾滋病患者可能会表现出灵巧性和手功能的问题

步态、移动和平衡

评估（参见第二章）

■ 使用闭目直立测试（参见第二章）和功能性前伸测试（参见第二章）评估静态平衡能力
■ 使用 Berg 平衡量表（参见第二章）评估动态平衡能力
■ 观察在水平面、斜坡和楼梯行走时的步态

可能的结果

■ 由于下肢无力，进展性艾滋病患者可能会表现出动态平衡能力下降和步态异常

皮肤完整性

评估（参见第二章）

可能的结果

■ 卡波西肉瘤
■ 下肢溃疡（足部最为常见）

运动功能

评估（参见第二章）

可能的结果

■ 由于手部肌群无力和感觉问题，进展性艾滋病患者可能会表现出灵巧性和手功能的问题

肌肉性能

评估（参见第二章）

可能的结果

■ 手部或足部肌无力或肌萎缩
■ 远端肢体肌力和耐力下降

矫形器、保护性器具和支持性器具

注意事项

■ 由于肌无力和肌耐力下降，进展性艾滋病患者可能会需要矫形器、保护性器具或支撑性器具以满足步行和 ADL 的需要

评估（参见第二章）

疼痛

评估

■ 使用通用疼痛评估工具（参见第二章）和 Ransford 疼痛体表描述图（参见第二章）

可能的结果

■ 上肢或下肢出现刺痛感、麻木感或烧灼感（远端重于近端）
■ 由于齐多夫定（一种抗艾滋病药物）的不良反应，出现关节和肌肉疼痛
■ 受到通常不被认为有害的刺激时，也引起疼痛加重

姿势

评估（参见第二章）
可能的结果

■ 由于下肢远端肌群无力，进展性艾滋病患者可能会用旋前的足部姿势站立，且支撑面较宽

关节活动范围

评估（参见第二章）
可能的结果

■ 由于肌无力，进展性艾滋病患者可能会出现手指关节、腕关节及踝关节等部位（可能还包括膝关节）的 AROM 受限

反射完整性

评估（参见第二章）
可能的结果

■ 由于周围神经系统受累，进展性艾滋病患者和周围神经病变者可能会表现出跟腱、髌腱、腘绳肌和肱桡肌腱反射减弱

自我照护和家庭管理
评估

■ 完成大小便控制检查表（参见第二章）

可能的结果

■ 进展性艾滋病患者和自主神经系统功能障碍患者可能会有直肠和膀胱问题

感觉完整性
评估

■ 评估皮质感觉功能、运动觉、振动觉、本体感觉

可能的结果

■ 由于周围神经系统受累（未必是皮质问题），四肢的振动觉和本体感觉会发生障碍

通气和呼吸
评估（参见第二章）
可能的结果

■ 由于机会性感染，导致肺容量减少

工作、生活融入
评估（参见第二章）
可能的结果

■ 由于肌无力、肌耐力差以及心肺系统对运动的反应障碍，进展性艾滋病患者可能会有 ADL 依赖

药物 [2]			
适应证	**通用名**	**商品名**	**常见的不良反应**
艾滋病：高效抗逆转录病毒疗法 [2]	参见第五章中的艾滋病药物表	参见第五章中的艾滋病药物表	参见第五章中的艾滋病药物表
艾滋病	齐多夫定	立妥威	头痛、发热、恶心、肌病、中性粒细胞减少
疼痛和麻木	阿米替林 美西律	盐酸阿米替林 美西律	胃肠道问题、嗜睡、恶心、头晕、精神错乱
进展性无力	免疫球蛋白	免疫球蛋白	头痛、发热、疲劳、受寒
周围神经病变	拉莫三嗪	乐命达	平衡或协调能力下降，视觉问题，注意力不集中

下肢周围神经损伤（坐骨神经痛）

说明 / 概述

坐骨神经自腰骶神经丛发出，最终分支为腓总神经（L4、L5、S1、S2）和胫神经（L4、L5、S1、S2、S3），受压时会导致从下背部到下肢后侧的放射痛。[3] 患有坐骨神经痛的患者还会表现出：运动功能问题，包括髋关节伸展和内收肌群，屈膝肌群，踝背屈、跖屈和内外翻肌群以及第一足趾背伸肌群无力；感觉功能问题，例如，下肢和臀部感觉异常或麻木感；大小便控制问题。[4]

物理治疗检查

病史（参见第二章）

■ 是否有一些特定的姿势或动作会加剧疼痛

生命体征

■ 测量血压、心率、呼吸频率以及体温

测试和测量

脑神经和周围神经完整性
评估

■ 评估周围运动和感觉神经的完整性
■ 沿着周围神经分布评估（参见第二章）

可能的结果

■ 下背部、臀部或下肢后侧的疼痛、麻木或感觉异常
■ 肌无力
    ■ 髋关节伸展和内收肌群
    ■ 屈膝肌群
    ■ 踝背屈、跖屈和内外翻肌群
    ■ 第一足趾背伸肌群

步态、移动和平衡
评估（参见第二章）

■ 在水平地面、斜坡和楼梯上以不同速度步行，观察步态

可能的结果

■ 由于肌无力，步行时经常会出现双侧不对称的情况，患侧支撑期变短，蹬离期力量不足，且无法完全负重
■ 以下动作可能会有困难
  ■ 将患侧足部抬离地面
  ■ 用患侧腿完成单腿站立动作
  ■ 快步走或上下楼梯

肌肉性能
评估

■ 在无痛范围内评估肌力，而不是按照标准方式
■ 重点关注下肢肌群

可能的结果

可能会表现出以下肌群无力：

■ 髋关节伸展和内收肌群
■ 踝背屈、跖屈和内外翻肌群
■ 第一足趾背伸肌群
■ 屈膝肌群

矫形器、保护性器具和支持性器具
注意事项

■ 由于踝关节肌群无力，坐骨神经痛患者可能需要踝 – 足矫形器

评估（参见第二章）

疼痛
评估

■ 使用通用疼痛评估工具（参见第二章）和 Ransford 疼痛体表描述图（参见第二章）

可能的结果

- 经常自诉久坐或其他动作会引起腰椎触发点疼痛
- 经常感受到单侧疼痛
- 如果是椎间盘突出引起的坐骨神经痛，可能会在坐位和弯腰时感到比站立时更剧烈的疼痛

姿势
评估（参见第二章）
可能的结果

- 经常采取不对称的站姿，将重量转移至健侧

关节活动范围
评估（参见第二章）
可能的结果

- 由于肌无力，坐骨神经痛患者可能会出现屈膝，踝背屈、跖屈和内外翻，第一足趾背伸的 AROM 受限
- 患侧或对侧直腿抬高试验阳性

反射完整性
评估（参见第二章）
可能的结果

- 可能会表现出跟腱的腱反射减弱

自我照护和家庭管理
评估

- 完成大小便控制检查表（参见第二章）

可能的结果

- 由于骶神经受压，坐骨神经痛患者可能会有尿失禁

药物			
适应证	通用名	商品名	常见的不良反应
疼痛	阿司匹林 布洛芬	阿司匹林 摩特灵、努普林、艾德维尔	胃溃疡、恶心 胃肠道问题、头晕、液体潴留
肌肉紧张和痉挛	环苯扎林 地西泮	Fexmid、盐酸环苯扎林 安定	心律失常、胸痛、突发性乏力 低血压、肌无力、心动过速、呼吸抑制
疼痛和炎症	泼尼松	强的松	头痛、头晕、睡眠障碍

腕管综合征

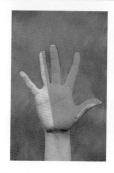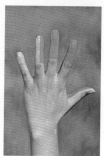

说明 / 概述

当腕关节处的正中神经（C5~C8, T1）受到压迫时，就会引起腕管综合征（carpal tunnel syndrome, CTS）。[5] 感觉功能问题（拇指、第2和第3指、第4指桡侧、手掌桡侧出现刺痛感或麻木感）通常是 CTS 的首要指征，随后出现运动功能问题（抓握和捏的力量下降，拇指屈曲或对指力量下降或丧失）。

病史（参见第二章）
- ■ 询问感觉症状和运动症状出现的先后
- ■ 症状是在妊娠期间发生的吗？
- ■ 询问近期使用工具和电脑键盘的情况

可能的结果

- ■ 通常来说，感觉症状会比运动症状先出现

生命体征
- ■ 测量血压、心率、呼吸频率以及体温

脑神经和周围神经完整性
评估

- ■ Tinel 征（叩击试验）
  - ■ 测试者叩击或按压患侧腕关节处的正中神经
  - ■ 出现手指处的刺痛感或电击样感觉，提示 CTS

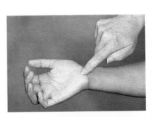

- ■ Phalen 试验
  - ■ 患者保持前臂水平，手指朝下，并将双侧手背贴紧
  - ■ 若在 1 分钟内出现手指处的刺痛感或麻木感增加，则提示 CTS
- ■ 评估手部（掌侧和背侧）和手指的轻触觉（使用单丝测试套件）和针刺觉

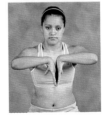

可能的结果

- Tinel 征阳性
- 以下部位的掌侧出现刺痛感或麻木感
  - 手掌桡侧半
  - 第 2 指和第 3 指
  - 拇指
  - 第 4 指桡侧半
- 第 2 指和第 3 指尖背侧出现刺痛感或麻木感
- 轻触觉和针刺觉障碍

工效学和人体力学
评估

- 评估在工作和休闲活动中肩关节、肘关节和腕关节的运动（例如：手持工具和使用电脑键盘）

可能的结果

- 在工作和休闲活动中使用工具时，习惯将腕关节保持在屈曲位（导致腕管处的正中神经受到压迫）或伸展位（牵拉正中神经）
- 长时间使用手持振动工具

运动
评估（参见第二章）
可能的结果

- 手部肌无力可能会影响手部功能和灵巧性

肌肉性能
评估

- 评估手指和手部内在肌群
- 重点关注大鱼际肌（对掌和外展）和手指屈肌（握力）

可能的结果

- 大鱼际肌无力和肌萎缩（猿掌）
- 手指屈肌无力（抓握无力导致物体掉落）
- 拇指外展肌群无力

矫形器、保护性器具和支持性器具
注意事项

■ 部分患者可能需要穿戴夜间支具以保持腕关节处于中立位

评估（参见第二章）

疼痛
评估

■ 使用 Ransford 疼痛体表描述图（参见第二章）

可能的结果

■ 手掌桡侧半、拇指、第 2 指和第 3 指、第 4 指桡侧半出现感觉
  异常或麻木感
■ 疼痛在夜间或刚睡醒时加重
■ 使用患侧手时疼痛加重

感觉完整性
评估

■ 评估两点辨别觉
■ 评估实体觉

可能的结果

■ 两点辨别觉障碍
■ 实体觉障碍

药物			
适应证	通用名	商品名	常见的不良反应
炎症	泼尼松	强的松	头痛、头晕、睡眠障碍
疼痛	利多卡因 阿司匹林 布洛芬	赛罗卡因 阿司匹林 摩特灵、努普林、 艾德维尔	恶心、嗜睡、耳鸣 胃溃疡、恶心、耳鸣 胃肠道问题、头晕、液体 潴留

桡神经损伤

桡神经感觉分布（手背）

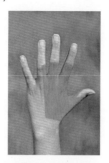

说明 / 概述

    肱骨桡神经沟处的桡神经（C5～C8，T1）受到压迫是造成桡神经损伤（radial nerve injury, RNI）的最常见原因。

    前臂的 RNI 会引起抓握、手指伸展和拇指外展问题，同时也伴随着手背桡侧 2/3、拇指背外侧半、第 2 指背第 3 指背近端 1/3，以及第 4 指桡侧半皮肤感觉缺失。[3]

物理治疗检查

病史（参见第二章）
生命体征
- 测量血压、心率、呼吸频率以及体温

测试和测量

脑神经和周围神经完整性
评估
可能的结果

- 脑神经功能完好
- 以下部位麻木或感觉异常
  - 手背桡侧 2/3

- 拇指背外侧半
  - 第2指背、第3指背近端 1/3
  - 第4指背近端 1/3 桡侧半
- 腕关节及手指伸肌群、拇指外展肌群、前臂旋后肌群和伸肘肌群无力

肌肉性能

评估

- 重点关注腕关节（桡侧腕长伸肌和桡侧腕短伸肌）和手指的伸肌群
- 评估前臂旋后肌群和伸肘肌群

可能的结果

- 垂腕
- 抓握力量变弱或完全不能抓握
- 腕关节和手指伸肌群、拇指外展肌群、前臂旋后肌群，以及伸肘肌群无力或麻痹

矫形器、保护性器具和支持性器具

注意事项

- 可能需要手部和（或）腕部支具以改善垂腕的问题

评估（参见第二章）

反射完整性

评估（参见第二章）

可能的结果

- 由于周围神经系统受累，患侧肱桡肌和肱三头肌的腱反射减弱

药物			
适应证	通用名	商品名	常见的不良反应
疼痛	阿司匹林 布洛芬	阿司匹林 摩特灵、努普林、艾德维尔	胃溃疡、恶心 胃肠道问题、头晕、液体潴留

尺神经损伤（卡压）

尺神经感觉分布（手背）

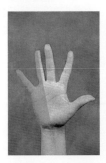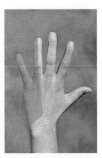

说明 / 概述

　　腕部水平的尺神经（C7~C8，T1）损伤（ulnar nerve injury，UNI）会引起以下功能障碍：第5指屈曲；手指的内收和外展；第4指和第5指的近端和远端指间关节伸展；手掌手背尺侧半、第5指掌侧背侧和第4指尺侧半的轻触觉、疼痛觉和温度觉。[3]

　　肘部水平 UNI 除了上述功能障碍，还会引起屈腕肌群无力、尺偏功能丧失。[3]

物理治疗检查

病史（参见第二章）
■ 评估任何肘部或腕部损伤

生命体征
■ 测量血压、心率、呼吸频率以及体温

测试和测量

脑神经和周围神经完整性
评估

■ 按照周围神经分布模式去评估周围神经的完整性（参见第二章）

- 重点关注手部肌群力量和感觉
- 进行屈肘试验
  - 患者在保持腕关节伸展、肩关节外展外旋位的同时，将肘关节完全屈曲，维持 3~5 分钟

可能的结果

- 手掌手背尺侧半、第 5 指掌侧背侧和第 4 指尺侧半处感觉异常或麻木
- 无力
  - 屈腕肌群
  - 第 5 指远端屈肌群
  - 第 4 指和第 5 指伸肌群（近端和远端指间关节）
  - 手指内收和外展肌群
- 腕关节尺偏不能
- 屈肘试验阳性（感到前臂和手部尺神经分布区域出现刺痛感或感觉异常），提示肘管（尺神经）受到压迫

工效学和人体力学

评估

- 评估在工作和 ADL 中使用工具的手功能情况

可能的结果

- 由于腕部和手部肌群无力，使用手持工具出现困难
- 展现出会压迫肘关节内侧的姿势
- 手部以一种不方便、不自然的姿势去操作电脑鼠标、键盘或手持工具

肌肉性能

注意事项

- 尺神经支配尺侧腕屈肌、指伸屈肌（第 4 指和第 5 指）、掌短肌、骨间肌、内侧两条蚓状肌和小鱼际肌

评估

- 屈腕肌群和伸腕肌群
- 尺偏和桡偏肌群
- 手指屈曲、外展和内收肌群

可能的结果

- 无力
  - 屈腕肌群
  - 第 4 指和第 5 指伸肌群
  - 第 5 指远端指间关节屈曲肌群
  - 手指外展和内收肌群
- 腕关节尺偏不能
- 小鱼际肌萎缩

疼痛

评估

- 使用 Ransford 疼痛体表描述图（参见第二章）
- 评估 Tinel 征
  - 沿着尺神经走行轻轻叩击，直到越过肘关节

可能的结果

- 手背侧掌侧的尺侧半、第 5 指背侧掌侧以及第 4 指尺侧半出现感觉异常或麻木感
- Tinel 征阳性：肘部或肘以下水平，沿神经走行的区域
- 屈肘试验阳性

关节活动范围

评估（参见第二章）

可能的结果

- 当掌指关节屈曲时，患者可能会保持第 4~5 掌指关节伸直，近端和远端指间关节屈曲（"祝福手势"畸形）

药物			
适应证	通用名	商品名	常见的不良反应
疼痛	阿司匹林	阿司匹林	胃溃疡、恶心、耳鸣
	布洛芬	摩特灵、努普林、艾德维尔	胃肠道问题、头晕、液体潴留
	阿米替林	盐酸阿米替林	口干、嗜睡、恶心、乏力
	去甲替林	盐酸去甲替林	胃痛、嗜睡、乏力

周围性前庭疾病（良性阵发性位置性眩晕）

说明 / 概述

　　良性阵发性位置性眩晕（benign paroxysmal positional vertigo, BPPV）是一种周围性前庭疾病，被认为是由半规管中漂浮的碎片（耳石）引起的。[6] 头部姿势的改变（比如起床或在床上翻滚，弯腰或抬头）经常会突然诱发出 BPPV 的症状，如眩晕和头晕。[6]

物理治疗检查

病史（参见第二章）
生命体征
■ 测量血压、心率、呼吸频率以及体温

可能的结果

■ 患者经常自诉眩晕与特定的头部动作或位置相关

测试和测量

循环系统
评估

■ 进行椎动脉检查以排除椎动脉问题
　　■ 患者采取仰卧位，检查者握住患者的头部，后伸或侧屈患者的

颈椎，并向同侧旋转，保持这个姿势 30 秒

- 假如患者无法耐受仰卧位，可以考虑在坐位进行椎动脉检查

可能的结果

- 阳性结果（头晕、复视、恶心、眼球震颤和口齿不清）提示椎动脉受压

脑神经和周围神经完整性

注意事项

- 后侧半规管最常受累

评估

- 检查视力（Ⅱ）
- 检查眼球运动（Ⅲ、Ⅳ和Ⅵ）
- 检查听力（Ⅷ、耳蜗部分）
- 进行 Dix-Hallpike 测试以评估半规管
  - 让患者在治疗床上采用长坐位姿势，检查者将患者头部向一侧旋转（45°）并后伸，然后保持头部位置不变，让患者躺下，观察患者是否出现眼球震颤
  - 患者恢复长坐位

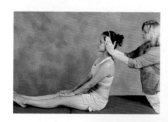
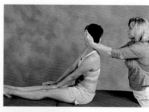
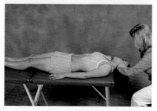

- 阳性——如果患者出现头晕和眼球震颤，则提示朝向地面的一侧耳朵受累
- 检查者重复此试验，对另外一侧进行检查
- 执行甩头试验以评估前庭 – 眼反射
  - 患者采取坐位，头部向前屈曲 30°，眼睛盯着远处某一个可视目标
  - 检查者迅速将患者头部向一侧旋转
  - 健康人的眼睛应该会向头部运动的相反方向移动，仍注视着原来的目标
  - 对于单侧周围性前庭受损或中枢性前庭神经元功能障碍的患者，将其头部向患侧快速旋转时，将无法保持眼睛注视
  - 对于双侧前庭功能丧失的患者，当头部甩向任何一侧时，眼睛会进行纠正性扫视
- 执行摇头试验以评估迷路功能
  - 患者采取坐位，戴着 Frenzel 镜片，将头部前屈 30°，并快速水平摇头 20 次，以 2 次 / 秒的频率进行
  - 检查者观察患者是否出现眼球震颤
  - 单侧迷路功能障碍的患者会出现由水平摇头诱发的眼球震颤，包括向健侧耳朵方向的快速期和向患侧耳朵方向的慢速期
  - 存在中枢（小脑）问题的患者可能会出现垂直方向的眼球震颤

可能的结果

- Dix-Hallpike 试验阳性（朝向地面的一侧耳朵受累）
- 甩头试验阴性
- 摇头试验阴性（眼球震颤阴性）
- 听觉功能正常（与梅尼埃病不同）
- 由于前庭功能减退导致视力受损

步态、移动和平衡
评估（参见第二章）

■ 使用动态步态指数（参见第二章）

可能的结果

■ 患者倾向于在步行或执行其他功能任务时将头部保持不动，以避免出现眩晕

关节活动范围
评估

■ 评估颈部 ROM 以排除颈椎问题

可能的结果

■ 有正常的颈部 ROM

自我照护和家庭管理
评估（参见第二章）
可能的结果

■ 患者可能会有自我照护和家庭管理技能的缺失

疾病特异性测试和测量

眩晕障碍量表	
说明：这个量表的目的是确定因为眩晕或不稳定感而可能遇到的困难。请对每个问题回答"是""否"或"有时"	
项目	回答
向上看会出现眩晕或站不稳的感觉吗？	
是否会因为眩晕或走路不稳而感到心情很差？	
眩晕或站不稳的感觉是否使你不能正常工作或休闲旅游？	

眩晕障碍量表	
项目	回答
在超市的货架道中行走会加重眩晕或不稳定感吗?	
是否会因眩晕或不稳定感而使你上下床有困难?	
是否会因眩晕或不稳定感而限制你的日常社交活动,如外出聚餐、看电影等?	
是否会因眩晕或不稳定感而使你阅读困难?	
在进行较强的体力活动时,你的眩晕或不稳定感会加重吗?	
是否会因眩晕或不稳定感而害怕独自外出?	
是否会因眩晕或不稳定感使你在他人面前感到难为情?	
当你快速转头时,是否会加重你的眩晕或不稳定感?	
你是否会因眩晕或不稳定感而主动回避一些高的地方?	
在床上翻身会加重眩晕或不稳定感吗?	
是否会因眩晕或不稳定感,在做较重的家务劳动时感到困难?	
是否会因眩晕或不稳定感,怕别人误会自己喝醉了?	
是否会因眩晕或不稳定感而感到单独行走有困难?	
在人行道上行走是否会加重你的眩晕或摇晃的感觉?	
是否会因眩晕或不稳定感而难以集中注意力?	
是否会因眩晕或不稳定感,在家周围的黑暗环境中行走有困难?	
是否会因眩晕或不稳定感而害怕独自在家?	
是否会因眩晕或不稳定感而感觉自己像个患者?	

眩晕障碍量表	
项目	**回答**
你的眩晕或不稳定感是否给你和家人带来不便和生活负担？	
是否会因眩晕或不稳定感而感到焦虑抑郁？	
你的眩晕或不稳定感，是否已经影响了你的工作或家庭？	
弯腰时会加重你的眩晕或不稳定感吗？	
总分	

注：是 =4 分；有时 =2 分；不是 =0 分。得分越高，说明眩晕对自我感觉障碍的影响越大。18 分及以上被认为具有临床意义。

惠允引自：Jacobson GP, Newman CW. The development of the dizziness handicap inventory. Arch Oto Head Neck Surg. 1990;116(4):424-427.

梅尼埃病

说明 / 概述

梅尼埃病（Meniere's disease, MD）是一种原因不明的前庭功能障碍，会反复出现以下症状，包括突然出现的严重眩晕、耳鸣、听力减退、患侧耳朵疼痛和压迫感。进展性、波动性的听力减退是最明显的症状。

物理治疗检查

病史（参见第二章）

■ 是否有任何动作会诱发症状发作？

可能的结果

■ 对于患者来说，结果应该是阴性的

生命体征

■ 测量血压、心率、呼吸频率以及体温

测试和测量

有氧代谢能力 / 耐力

评估（参见第二章）

可能的结果

■ 患者发病后可能会感受到极其疲惫

脑神经和周围神经完整性

评估

■ 评估所有脑神经
■ 重点关注双耳的听觉功能（VII 和耳蜗部分）
■ 进行 Rinne 测试和 Weber 测试（参见第二章）

可能的结果

■ 进展性、波动性的听力减退（低频最先减退）
■ Rinne 测试结果正常（空气传导仍优于骨传导）
■ Weber 测试结果有偏向（远离患侧耳朵）
■ 耳鸣
■ 耳朵闷胀
■ 视力问题

步态、移动和平衡

评估（参见第二章）

■ 使用动态步态指数（参见第二章）

可能的结果

■ 晚期患者可能表现出
  ■ 平衡问题，例如 Tumarkin 耳石危象（站立或步行时突然跌倒）
  ■ 在黑暗处步行困难

疼痛

评估

■ 使用 Ransford 疼痛体表描述图（参见第二章）

可能的结果

■ 部分患者可能会感受到耳朵疼痛和头痛

自我照护和家庭管理
评估（参见第二章）
可能的结果

■ MD 患者发作期间或发作后，可能会有自我照护和家庭管理技能的缺失。

药物			
适应证	通用名	商品名	常见的不良反应
眩晕、恶心和呕吐	地西泮	安定	低血压、肌肉无力、心动过速、呼吸问题、抑郁
	异丙嗪	非那根	嗜睡、意识错乱、定向障碍
	茶苯海明	晕海宁	嗜睡、烦躁不安、视力模糊
前庭系统活跃	氯丙嗪	冬眠灵	视力模糊、心律不齐、意识错乱
内耳积液	利尿剂	呋塞米	视力模糊、胃肠道问题
	氯雷他定	克敏能	头晕、嗜睡、头痛、恶心

三叉神经痛（痛性抽搐）
说明 / 概述

三叉神经痛（trigeminal neuralgia, TN），因为与面部抽搐有关也称为痛性抽搐，是一种慢性疼痛状况，会导致严重的、突发的烧灼样或电击样面部疼痛，可持续数秒或数分钟。

疼痛

参见第二章中脑 / 周围神经完整性部分的三叉神经图

物理治疗检查

病史（参见第二章）

生命体征

- 测量血压、心率、呼吸频率以及体温

测试和测量

脑神经和周围神经完整性

评估

- 评估脑神经和周围神经
- 评估面部表情肌以排除第 VII 对脑神经的问题
- 重点关注三叉神经（V）

可能的结果

- 发作期间，患者可能会感受到单侧的、沿着三叉神经一支或多个分支的刺痛
- 发作过后，患者会有正常的面部感觉（因为没有发生感觉缺失）、正常的咀嚼肌力量，以及完好的角膜反射

肌肉性能

评估

- 让患者咬紧牙关感受双侧咬肌收缩以及颞肌大小和力量

可能的结果

- 患者应该表现出正常的咬肌和颞肌力量

疼痛

评估

- 使用通用疼痛评估工具（参见第二章）和 Ransford 疼痛体表描述图（参见第二章）

可能的结果

■ 自诉刺激，尤其是轻触或振动，会激发起严重的疼痛
■ 感受到一侧面部沿着三叉神经一支或多个分支的疼痛
■ 自诉疼痛会引起短暂的面部肌群痉挛和抽搐

反射完整性

评估

■ 肱二头肌和髌腱的腱反射
■ 下颌反射（参见第二章）

可能的结果

■ 腱反射正常，包括下颌反射

药物			
适应证	通用名	商品名	常见的不良反应
疼痛和抽搐	卡马西平	得理多	皮疹、发热、喉咙痛、容易瘀伤或出血
	奥卡西平	除癫达	头晕、嗜睡、视力模糊、胃肠道问题
	加巴喷丁	镇顽癫	嗜睡、震颤、头痛、乏力
疼痛	阿米替林	盐酸阿米替林	口干、嗜睡、恶心、乏力
	去甲替林	盐酸去甲替林	胃痛，嗜睡，乏力
	巴氯芬	力奥来素	意识错乱、恶心、嗜睡

第七章　多发性神经病变

轴突多发性神经病

说明 / 概述

多发性神经病（polyneuropathy, PN）发生在多个周围神经受损时，导致感觉和（或）运动功能障碍。损伤可以是在轴突或髓鞘，由糖尿病、酒精中毒、肾脏疾病、毒剂或感染（如麻风病）等原因引起。慢性特发性轴突 PN 常见于老年人，表现出足部及下肢的进展性麻木，有时也表现在手部。

医疗上的红旗征

自主神经多发性神经病		
症状	可能的原因	处理
● 血压和心率变化；直立性低血压；恶心；呕吐；呼吸困难；和（或）头晕，是红色预警信号，因为自主神经病变可能掩盖了心脏病发作的症状，如胸部紧迫感，胸廓、手臂、下颌等部位疼痛	● 心脏病发作	● 停止治疗 ● 立即寻求医疗救治

注意事项

- 周围神经病变可能会导致未被注意的下肢损伤；任何损伤或开放性伤口都应接受医疗救治
- 患者可能不会意识到感觉缺失的严重性，当某些感觉要素仍保持完好时
- 夏科氏足，或神经性关节病，是从长期血糖升高发展而来；它可以导致骨软化，引起骨折和塌陷；它最常涉及足部跗骨和跟骨

物理治疗检查

病史

收集完整病史，参见第二章，包括

- 发病日期
- 症状进展的描述

测试和测量

有氧代谢能力 / 耐力
注意事项

- 对自主神经病变患者，需要认真监测有氧运动，因为患者可能无法留意到心脏病发作的典型体征
- 自主神经病变会减弱患者的体温调节功能，因此需要避免在过热或过冷的环境里运动

人体形态学特征
注意事项

- 糖尿病患者可能会发生液体潴留，引起足部肿胀，鞋子相对过紧，从而容易导致水疱和皮肤破裂

评估

- 追踪体重和四肢周长的测量

辅助和适应性器具
注意事项

- 必须强调保护手部和足部的重要性
- 应该给患者关于安全的建议，包括需要一直穿着鞋子，洗盘子和做园艺工作时需要穿戴手套等

评估

- 确定是否需要特制的鞋子、步行绷带、支具和步行辅助器具以保护容易磨损的部位
- 需要检查鞋子是否合适

循环系统

注意事项

■ 自主神经病变可能掩盖了直立性低血压和心脏病发作的疼痛症状

评估

■ 持续监测生命体征
■ 测量股动脉、腘动脉、足背动脉、胫后动脉的脉搏

可能的结果

■ 皮肤温度降低可能提示动脉灌注不良；而升高可能是因为感染
■ 用水肿评定量表评估手部和下肢液体潴留的程度（参见第二章）

脑神经和周围神经完整性（参见第二章）

评估

■ 检查第 II、III、IV 和 VI 对脑神经
■ 评估周围神经的感觉分布
■ 评估温度觉

可能的结果

■ 温度觉通常会丧失

环境、家庭和工作障碍（参见第二章）

注意事项

■ 所有房间都应有合适的灯光，包括夜间照明灯
■ 楼梯、浴缸和淋浴间应具有防滑表面
■ 水温应可调节，避免烫伤

步态、移动和平衡

注意事项

■ 由于感觉缺失和骨间肌肉组织无力，导致平衡和步态问题

评估（测试流程可参见第二章）

■ 完成静态和动态平衡测试，包括平衡感觉统合的临床测试（参见第二章）
■ 完成 Tinetti 跌倒效能量表

- 评估步行和移动过程中的安全性

可能的结果

- 感觉缺失和骨间肌肉组织无力会导致
  - 跌倒风险增加
  - 足下垂
  - 跨阈步态
- 髋关节肌群无力，尤其是外展肌群，会导致 Trendelenburg 征阳性或代偿性 Trendelenburg 步态（利用重心过度侧移）

皮肤完整性
注意事项

- 需要强调对足部的保护和照护
- 患者可能会有视力下降或糖尿病视网膜病变，这可能会干扰适当的皮肤检查

评估

- 检查皮肤是否有开放性伤口、硬皮形成、颜色变化，尤其是在承重的部位表面
- 评估皮肤温度
- 检查足部、手部和肢体的对称性和颜色
- 描述任何一处伤口的位置和愈合阶段

可能的结果

- 蹰趾滑囊炎、锤状趾和爪状趾畸形会对鞋子产生压力，导致皮肤破损。
- 皮肤温度降低可能提示动脉灌注不良
- 皮肤温度升高是即将发生炎症或溃疡的证据
- 需要保护肢体避免处于极端温度下
- 营养变化包括了硬皮形成、皮肤溃疡、无痛性骨折和神经性骨关节病
- 自主神经病变会引起汗液和油性物质分泌减少或完全无法分泌。这会导致皮肤变干、缺少弹性，容易破裂、损伤，以及形成厚的硬皮
- 足部溃疡可导致感染和坏疽，应立即接受医疗救治

肌肉性能
可能的结果

- 肌肉萎缩大部分会发生在下肢，但也可以出现在手部
- 腰骶丛神经病变和股神经病变会导致下肢无力，包括足下垂
- PN 与无力有关，会导致一种从远端到近端的模式

矫形器、保护性器具和支持性器具
评估

- 是否合适，是否需要加大深度、宽度的鞋子前衬、棉袜和矫形器
- 是否需要通过减少负重活动、使用定制鞋或者完全接触石膏支具以减少伤口部位的应力
- 在肌肉无力的情况下是否需要踝 – 足矫形器和手夹板

可能的结果

- 锤状趾和爪状趾很常见，需要保护

疼痛
评估

- 使用通用疼痛评估工具进行评估（参见第二章）
- 在 Ransford 疼痛体表描述图上标记疼痛的部位和类型（参见第二章）

可能的结果

- 多发性神经病变会导致明显的周围神经性疼痛
- 疼痛可能被描述为烧灼样、麻痛和针刺痛、隐痛、刀割样和（或）枪击样疼痛
- 可能出现痛觉过敏，或者正常触碰时会引起疼痛

关节活动范围

- 用 AROM 和 PROM 检查评估肌肉长度和柔软性

可能的结果

- 可能会出现锤状趾和爪状趾畸形

反射完整性

评估—评估以下腱反射

- 下颌反射；三叉神经
- 肱二头肌 C5～C6
- 肱三头肌 C6～C8
- 髌腱反射（股四头肌）L2～L4
- 跟反射（跟腱）S1～S2

可能的结果

- 当存在感觉神经病变时，腱反射通常是减弱或消失的

感觉完整性

注意事项

- 自我报告方法可能无效，因为患者可能没有意识到感觉缺失

评估

- 让患者描述异常的感觉，如感觉迟钝、感觉异常、刺痛感等
- 评估本体感觉、振动觉和位置觉
- 使用主观周围神经病变筛查（参见后面的疾病特异性测试和测量）
- 某些部位的感觉检查需要使用单丝进行（参见第二章）

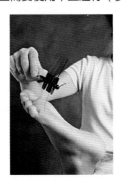

可能的结果

- 可能会存在痛觉、振动觉和位置觉障碍
- 能感受到 4.17 单丝可认为是正常；感受到 5.07 单丝则被认为是保护性感觉；缺乏保护性感觉提示感觉严重缺失，出现足部溃疡的风险会增加
- 感觉损害通常呈袜套样分布

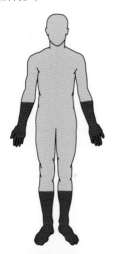

疾病特异性测试和测量

主观周围神经病变筛查
记录每个症状的严重程度

1. 从不，总是正常
2. 目前没有
3. 假如目前有，从 1（轻）到 10（最严重）给一个分数

症状	严重性
（1）手和手臂处的疼痛、隐痛或烧灼样疼痛	
（2）足和小腿部的疼痛、隐痛或烧灼样疼痛	
（3）手和手臂的麻痛和针刺痛	
（4）足和小腿部的麻痛和针刺痛	
（5）手和手臂处的麻木感（感觉缺失）	
（6）足和小腿部的麻木感（感觉缺失）	

最大程度评分	神经病变分级
从不或者目前没有	0
1～3	1
4～6	2
7～10	3

惠允引自：McArthur JH. The reliability and validity of the Subjective Peripheral Neuropathy Screen. J Assoc nurses AIDS Care. 1998;9(4):84-94.

药物			
很多用于治疗周围神经病变的药物并没有获得美国 FDA 批准。这些药物包括通常被用作抗惊厥和抗抑郁的药物，并按照其被批准的用途列出			
适应证	通用名	商品名	常见的不良反应
轻度疼痛	盐酸度洛西汀	千忧解	便秘、腹泻、口干、恶心
中度至重度疼痛	羟考酮 芬太尼	奥施康定 多瑞吉	心动过缓、意识错乱、头晕、意识错乱 嗜睡、恶心
周围神经病变	丙米嗪 阿米替林 去甲替林	妥富脑 盐酸阿米替林 盐酸去甲替林	嗜睡、头晕、低血压、疲劳

吉兰－巴雷综合征
说明／概述

吉兰－巴雷综合征（Guillain-Barré syndrome, GBS）是一种急性炎性性疾病，会导致周围神经、脊髓感觉和运动神经根脱髓鞘和（或）轴索变性，有时候也会发生在脑神经。

用于诊断 GBS 的标准包括：

- 在 GBS 症状发生前有流感样症状史
- 超过一个肢体出现进展性运动乏力
- 对称的，双侧无力模式
- 脑神经受累
- 腱反射减弱或消失
- 症状进展在 2~4 周后变稳定

医疗上的红旗征

停止所有评估和干预，寻求医疗救治。

深静脉血栓		
症状	可能的原因	处理
• 受累区域出现肿胀、热和红斑 • Homan 征阳性	• 由于制动，可能形成腿部和（或）手臂的深静脉血栓	• 停止治疗，立即寻求医疗救治 • 避免下肢运动训练

自主神经功能紊乱		
症状	可能的原因	处理
• 心动过速 • 心动过缓 • 阵发性高血压 • 无汗或发汗 • 直立性低血压	• 副交感神经和交感神经系统功能障碍	• 停止治疗，立即寻求医疗救治

呼吸困难		
可能会发生在疾病初期数周内		
症状	可能的原因	处理
• 心肺功能改变，包括呼吸困难和呼吸急促	• 呼吸肌严重无力	• 停止治疗，立即寻求医疗救治

吞咽困难		
症状	可能的原因	处理
• 吞咽时疼痛 • 呛噎 • 气道阻塞 • 肺炎	• 吞咽肌群协调功能下降 • 吞咽反射减弱 • 舌咽控制减弱 • 脑神经损害	• 对于误吸，应立即寻求医疗救治 • 如果需要的话，进行心肺复苏术或海姆立克（Heimlich）急救法 • 言语－语言喂食方法

警惕

■ 过度使用疼痛的肌群可能会导致恢复期延长或无法恢复；建议要经常休息

■ 由于失去神经支配以及肌无力，可能会发生过度牵伸

物理治疗检查

病史

参见第二章，收集完整病史，包括：

■ 发病日期

■ 症状进展的描述

测试和测量

有氧代谢能力／耐力

■ 在休息时、活动中和活动后评估血压、呼吸频率和心率

■ 使用 Borg 自感劳累分级（参见第二章）

可能的结果

■ 在 GBS 发病初期，呼吸状态可能会受损
■ 起初耐力会比较差，应避免过度运动

辅助和适应性器具
评估

■ 评估在功能活动中是否需要使用辅助和适应性器具

结果

■ 在最初几个月内通常需要一台轮椅；选择时应考虑避免肌肉疲劳、现有力量、姿势的需要，以及在患者家庭或工作环境中的易操作性

循环系统
可能的结果

■ 心输出量减少和心律失常
■ 血压在低血压和高血压之间波动

脑神经和周围神经完整性
评估

■ 评估脑神经（参见第二章）

可能的结果

■ 脑神经受累可能导致眼肌无力和反射减弱（Ⅲ、Ⅵ和Ⅹ）、面部肌群无力（Ⅶ）以及口咽部肌群无力（Ⅸ和Ⅻ）
■ 可能发生吞咽困难、构音障碍、眼肌瘫痪和眼睑下垂

评估

评估周围神经是否有锐或钝的辨别力和轻触觉

可能的结果

■ 锐或钝的辨别力和轻触觉的损害往往是长期存在的

环境、家庭和工作障碍（参见第二章）

步态、移动和平衡
平衡评估（参见第二章）

- 使用闭眼直立测试、计时起立 – 行走测试
- 使用 Berg 平衡量表
- 使用平衡与步态量表

步态和移动评估

- 观察法步态分析（参见第二章）

可能的结果

- 疼痛、耐力减弱和肌无力可能会影响到步态和平衡
- 常见的症状包括足下垂和足跟着地减弱

运动功能
评估

- 使用 Rivermead 活动指数（参见第二章）

肌肉性能
注意事项

- 应注意避免过度劳累，所以徒手肌力检查应该分几次进行
- 避免取代变弱的肌群

评估

- 需要进行单块肌肉的徒手肌力检查（而不是测试整个肌群）以监测进展
- 需要测试面部肌群和呼吸肌群
- 使用测力计法以提高肌力随时间变化的测试灵敏度

可能的结果

- 肌无力通常以对称的方式从近端到远端逐渐发展，一开始在下肢，然后到上肢
- 面部肌群和呼吸肌群通常会受累

矫形器、保护性器具和支持性器具

注意事项

- 对这些器具的需求通常是短期的，因此需要考虑费用
- 由于胫前肌和足内肌无力，通常需要一个踝－足矫形器
- 需要使用休息夹板以预防手部和踝部挛缩

评估—评估以下需求

- 矫形器
- 降低或消除压力的姿势器具（如专业减压床垫、靠垫、多模块靴子等）
- 助行器、拐杖和手杖

疼痛

评估

- 使用通用疼痛评估工具（参见第二章）
- 在 Ransford 疼痛体表描述图上标记疼痛的部位和类型（参见第二章）

可能的结果

- 疼痛经常发生在背部和腿部，程度可能是严重的
- 疼痛往往在夜间加重
- 疼痛可能被描述为感觉异常，如烧灼样、刺痛或电击样

反射完整性

评估

- 评估腱反射

可能的结果

- 在疾病早期阶段，腱反射会减弱或消失

自我照护和家庭管理

评估

- 使用功能独立性评定进行评估
- 使用 Katz 日常生活活动指数进行评估（参见第二章）

感觉完整性

评估

- 在完成认知或知觉测试之前，先确定感觉系统功能状态（躯体感觉、视觉、听觉）
- 评估浅感觉（痛觉、温度觉、轻触觉）、深感觉（本体感觉、振动觉）以及复合（皮质）感觉

可能的结果

- 起初在足部会有感觉异常或麻痹，也可能发生在手部
- 可能会存在振动觉和位置觉减弱

通气和呼吸

评估—评估呼吸状态

- 肺部呼吸音
- 脉搏血氧饱和度
- 呼吸困难和呼吸急促症状
- 用肺活量计测定潮气量和肺活量
- 咳嗽的力量
- 气道廓清能力
- 胸廓扩张
- 在运动中和运动后使用医学研究委员会呼吸困难量表

可能的结果

- 呼吸肌群力量下降可能导致咳嗽无力，以及肺活量、潮气量、氧饱和度下降
- 当脑神经受累导致口部肌肉无力时，可能会发生误吸

工作、生活融入

评估

- 评估在社区以及工作环境中使用轮椅、矫形器和（或）辅助器具的移动技能

药物 / 治疗

■ 血浆置换法被发现可以缩短 GBS 病程，并减少症状

药物			
适应证	通用名	商品名	常见的不良反应
GBS 症状	免疫球蛋白	免疫球蛋白	头痛、皮疹、背痛、喘息、心动过速、恶心和低血压
神经性疼痛	对乙酰氨基酚 + 可待因	泰诺林 + 可待因	头昏眼花、头晕、嗜睡和恶心
过敏和神经性疼痛	加巴喷丁 卡马西平	镇顽癫 得理多	低白细胞计数、恶心、呕吐和头晕
肌肉痉挛	地西泮	安定	嗜睡、头晕、视力模糊、协调和平衡能力受损、短期记忆丧失

第八章　脊髓损伤

神经受累类型

脊髓前索综合征—受损节段以下的运动功能障碍、痛觉障碍、温度觉障碍。

布朗－塞卡尔综合征—脊髓半切综合征，同侧运动功能障碍、本体感觉障碍，以及对侧痛觉障碍、温度觉障碍。

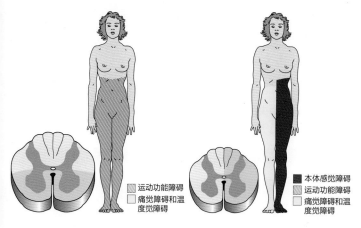

運動功能障碍
痛觉障碍和温度觉障碍

本体感觉障碍
運動功能障碍
痛觉障碍和温度觉障碍

马尾神经损伤—症状与周围神经损伤类似（伴有特定脊神经根受累症状）。

脊髓中央束综合征—运动功能障碍较感觉障碍更严重；上肢较下肢更易受累；常见于老年人和椎管狭窄者。

脊髓圆锥综合征—可能同时出现上运动神经元受累和下运动神经元受损的症状，包括下肢瘫痪、肠反射和膀胱反射消失；部分患者可保留骶反射。

脊髓后索综合征（如今很罕见）—受损节段以下本体感觉障碍、两点辨别觉障碍。

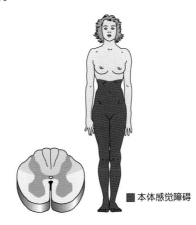

■ 本体感觉障碍

骶保留—脊髓中央的骶束功能保留；肛周感觉和肛门外括约肌功能完全保留（常见于不完全性颈髓损伤患者）。

医疗上的红旗征

自主神经反射异常

主要见于 T6 以上节段损伤患者

症状	可能的原因	处理
● 面部潮红	● 肠梗阻	● 确认并去除诱因
● 头痛	● 膀胱充盈	● 监控血压、心率
● 受损节段以上大汗	● 导尿管堵塞	● 保持患者坐位
● 严重高血压	● 尿路感染	● 告知医师（高血压可能需要药物治疗）
● 心动过缓	● 受损节段以下的有害刺激（如向内生长的趾甲）	● 如 10 分钟内症状未缓解，寻求紧急医疗救治
● 皮疹		

直立性低血压		
主要见于四肢瘫痪患者		
症状	可能的原因	处理
● 体位变化时突发血压下降（如从仰卧位到坐位）	● 远端肢体静脉回流障碍 ● 血压调节障碍	● 躺下并抬高下肢 ● 体位转换过程中持续监测血压 ● 使用压力袜和束腹带

深静脉血栓		
主要见于下肢		
症状	可能的原因	处理
● 肢体出现肿胀、发热和红斑 ● Homan 征可能为阴性（伸膝位被动背屈踝关节时小腿肌肉出现疼痛为阳性）	● 由于制动形成下肢深静脉血栓 ● 由于感觉障碍而出现 Homan 征阴性	● 休息，下肢制动 ● 转介给医师

并发症预防

异位骨化		
损伤节段以下软组织的骨化		
症状	可能的原因	处理
● 疼痛，局部肿胀或发热，有时表现为 PROM 受限（常为骨性终末感）	● 关节间隙或关节周围软组织形成骨刺	● ROM 训练时要轻柔 ● 转介给医师

肩痛		
常见于四肢瘫痪患者		
症状	可能的原因	处理
• 活动时肩部疼痛加重	• 由于过度使用导致肩袖撕裂或损伤 • 因急性期制动而导致ROM 受限	• 明确肩痛的原因 • 适当的锻炼与体位管理 • 转介给医师

尿路感染		
脊髓损伤患者更容易出现尿路感染		
症状	可能的原因	处理
• 发热 • 寒战 • 恶心 • 头痛 • 痉挛加重 • 排尿时剧痛或烧灼感 • 自主神经反射异常 • 尿色深或血尿	• 尿路感染	• 转介给医师

椎体压缩性骨折		
常见于 SCI 慢性期患者		
症状	可能的原因	处理
• 直立位时背部剧痛 • 仰卧位时疼痛减轻	• 脊柱的异位骨化	• 卧床休息 • 转介给医师

物理治疗检查

注意事项

- 如果患者接受过椎体内固定手术，需询问患者是否可以进行检查所需的颈部和躯干的活动（脊柱矫形器和哈罗颈架往往会限制患者颈部和躯干的活动）
- 如患者病情允许，评估患者的负重能力和 ROM 受限情况（四肢瘫痪患者可能需要手指屈肌紧绷以完成腱固定抓握）
- 监测初始的坐位平衡耐力（可能会受限）
- 对于合并有颅脑损伤的患者需要仔细评估其大脑皮质和小脑功能（参见第四章）

病史（参见第二章）

- 评估损伤前的功能状态、活动水平
- 评估家庭、工作单位、学校和相关娱乐场所的无障碍设施（轮椅是否可以到达）建设情况以及相应的支持系统情况
- 评估损伤机制
- 确定损伤发生日期
- 翻阅病例确定病史、手术史

生命体征

注意事项

- 自主神经系统受损的 SCI 患者可能会因受损节段以下无法排汗而出现体温调节障碍

评估

- 测量血压、心率、呼吸频率和体温

可能的结果

- 详见下文关于"有氧代谢能力 / 耐力""循环系统""通气和呼吸"的内容

第八章 脊髓损伤

测试和测量

有氧代谢能力 / 耐力

注意事项

- 膈神经（C3~C5）支配膈肌
- T1~T2 支配肋间肌

评估

- 分别在仰卧位、坐位和站立位及休息、运动中测量血压、呼吸频率和心率（腕部、颈动脉、足部）
- 如有条件，可进行血氧饱和度、血气分析、潮气量和肺活量检查
- 如有条件，进行上肢测力计检查

可能的结果

- 心肺功能对体位变化和锻炼的反应减弱（仰卧位弱于坐位）
- 运动耐力降低
- 损伤节段以上大汗

人体形态学特征

注意事项

- 上肢与躯干的长度之比对垫上活动或转移活动很重要（当患者上肢较短或者躯干较长时可能会需要垫块辅助以完成长坐位的撑起动作）

评估

- 测量身高、体重、BMI 以及上肢与躯干长度的比值

唤醒、注意力和认知

注意事项

- 合并颅脑损伤时可能会有精神状态、记忆、注意力等方面的障碍

评价

- 使用简易精神状态量表（参见第二章）或 Rancho Los Amigos 认知水平检查（针对合并颅脑损伤患者）（参见第四章）
- 评估内容：
  - 时间、空间和人物定向
  - 语言的表达和理解
  - 情绪
  - 注意力
  - 短期和长期记忆

可能的结果

- 抑郁
- 挫折承受力变差

辅助和适应性器具

注意事项

- 患者可能会需要辅助和适应性器具（如轮椅、移乘板、带手柄的餐具、梳子、牙刷）以完成 ADL

评估

- 评估辅助和适应性器具的适用性、稳定性以及安全性
- 评估患者是否有能力使用相关器具
- 查看轮椅检查清单（http://davisplus.fadavis.com）调整轮椅以适应患者
- 评估患者维护相关器具（包括轮椅）的能力

循环系统

评估

- 测量手、足动脉搏动
- 分别检查近端和远端（足趾和手指）的循环功能和水肿情况
- 检查是否有深静脉血栓形成
- 分别在仰卧位、坐位和站立位测量血压
- 测量体温
- 测量运动后的脉搏、血压和体温

可能的结果

- 损伤节段以下区域较损伤节段以上区域体温更低
- 坐位到站立位的体位转化可能会带来瞬时的血压下降
- 四肢瘫痪患者的基线血压可能较常人更低
- 坐位耐力可能会较差（长时间的坐位可能会导致血压降低）
- 心血管系统可能会对运动的反应降低

脑神经和周围神经完整性

注意事项

- 对患者进行详细的运动和感觉功能评估，以确定损伤和恢复程度
- 检查骶骨区域以确定是否为骶保留
- 感觉检查的关键区域［详见后文美国脊髓损伤协会（American Spinal Injury Association, ASIA）感觉评定量表］[1]

评估

- 仔细检查所有脑神经功能，尤其是怀疑颅脑损伤时
- 根据肌肉性能章节所列肌节评估肌力（详见后文 ASIA 运动功能评定量表）
- 根据皮区评价感觉功能
- 分别通过锐物和钝物刺激进行检查，区分本体感觉和振动觉（脊髓后柱），并区分温度觉（脊髓丘脑侧束）和轻触觉（脊髓丘脑前束）

ASIA 感觉评定量表			
节段	感觉检查的关键区域	结果（右侧）	结果（左侧）
C2	枕骨隆突		
C3	锁骨下窝		
C4	肩锁关节顶部		
C5	肘前窝外侧		
C6	大拇指		
C7	中指		
C8	小指		
T4	乳头水平		
T10	脐水平		
T12	腹股沟韧带中点		
L2	大腿前侧中部		
L3	股骨内上髁		
L4	内踝		
L5	足背第三跖趾关节处		
S1	足跟外侧		
S2	腘窝		
S3	坐骨结节		
S4～S5	肛周		

惠允引自：American Spinal Injury Association: International Standards for Neurological Classification of Spinal Cord Injury, revised 2002; Chicago, IL.

环境、家庭和工作障碍
评估

- 环境、家庭、工作方面的建议（参见第二章）
- 驾驶残疾人专用机动车前需评估车辆改装情况和患者的驾驶能力（如需详细信息，请访问驾驶康复专家协会网站：www.drive-ed.org）

工效学和人体力学

注意事项

■ 容易因操作轮椅而过度使用上肢而造成上肢的损伤，其中肩关节损伤最为常见

评估

■ 评估在平整路面、不平整路面和坡道的轮椅推进能力，以及社区中和转移过程中使用轮椅通过门的能力
■ 评估在床上的活动能力（翻身、坐起、长坐位保持、长坐位转移）

可能的结果

■ 患者可能会存在肩关节的过用甚至损伤

步态、移动和平衡

注意事项

■ 评估身体重心的位置（如在长坐位下，肩关节伸展、外旋，肘关节伸展位时的重心）

评估

■ 分别评估有或无干扰时的平衡能力（床上长坐位、床边端坐位、椅上端坐位、站位）
■ 通过改良的功能性前伸测试评估平衡功能：患者在床上端坐位（髋关节、膝关节、踝关节呈 90°）向前伸展；患者可用非伸展侧的上肢保持平衡，进行此测试过程中要确保患者的安全
■ 评估使用矫形器和辅助性器具时的步态
■ 评估使用手动轮椅和电动轮椅的移动能力（如水平面的前进、转弯、翘前轮、穿过门、上下坡和楼梯）
■ 评价轮椅上的减压能力（上肢撑起躯干并向前侧方倾斜）
■ 如需要他人帮助移动时，检查患者能否独立指导帮助者辅助其转移

皮肤完整性

注意事项

■ 高达 80% 的患者会出现压疮

- 在压力消除后 30 分钟内皮肤仍持续发红或有破裂则表明发生了压疮

评估（压疮的分类参见第二章）

- 减压技巧
- 每天检查 2 次皮肤
- 换多种坐姿以避免骶骨坐姿
- 需要长柄镜检查背部和臀部

关节完整性和活动性
评估

- 检查上下肢各关节的 PROM

可能的结果

- 检查有异位骨化的患者时，检查者可能会发现 PROM 过程中有声响或卡顿，最常见于髋关节和膝关节
- 四肢瘫痪患者可能会有肩峰撞击综合征

运动功能
评估

- 进行 ADL 时的手功能（灵活性和协调性）
- 穿脱矫形器和保护性器具时的手功能
- 操作轮椅、行走时的手功能

可能的结果

- 四肢瘫痪患者在进行 ADL 时可能需要用到肌腱效应来完成抓握

肌肉性能
注意事项

- 在检查患者肌力时需要固定其他关节，以防止动作代偿
- 根据患者的损伤节段，可能出现的代偿动作
  - 肩外旋代偿肘伸展
  - 手指屈曲代偿肌腱固定抓握时的腕背伸
  - 屈髋代偿屈膝

评估

■ 根据肌节评定肌力，确定床面的活动能力、轮椅转移能力、ADL能力以及步行能力

■ 确定关键肌的肌力（见下表，ASIA 运动功能评定量表）[2]

ASIA 运动功能评定量表			
平面	关键肌	结果（右侧）	结果（左侧）
C5	屈肘肌		
C6	腕伸肌		
C7	伸肘肌		
C8	指屈肌（中指远节指骨）		
T1	小指展肌		
L2	屈髋肌		
L3	伸膝肌		
L4	踝背屈肌		
L5	趾长伸肌		
S1	踝跖屈肌		

惠允引自：American Spinal Injury Association: International Standards for Neurological Classification of Spinal Cord Injury, revised 2002; Chicago, IL.

矫形器、保护性器具和支持性器具

评估

■ 评估矫形器、保护性器具和支持性器具的适用性和对线情况（如踝 – 足矫形器）

■ 评估矫形器、保护性器具和支持器具使用期间的安全性

■ 评估患者保养矫形器、保护性器具和支持性器具的能力

疼痛

评估

■ 使用通用疼痛评估工具和 Ransford 疼痛体表描述图（参见第二章）

■ 根据皮区评价疼痛（参见第二章）

可能的结果

- 疼痛或感觉异常
- 急性期由于骨或软组织损伤导致的创伤性疼痛
- 由于神经根压迫导致的疼痛（对应皮区分布）
- 脊髓感觉迟钝（受伤节段以下的烧灼样、麻木或针扎样疼痛）
- 肾结石导致的背部剧痛

姿势

评估

- 检查长坐位、端坐位（轮椅坐位）和直立位的身体力线与姿势对称情况

可能的结果

- 高位截瘫和四肢瘫痪患者在维持长坐位时往往会呈现圆背以保持身体重心稳定

关节活动范围

评估

- 评估 PROM 和 AROM
- 仰卧位，髋关节屈曲 90°，然后逐渐伸展膝关节，评价腘绳肌长度

可能的结果

- 患者为完成下列活动所需要的关节活动
  - 长坐位下撑起躯干：肩关节伸展、外旋，肩胛内收
  - 长坐位支撑：肘关节、腕关节的伸展以及前臂的旋后
  - 坐位：髋关节屈曲（大于 90°）
  - 步行：髋关节伸展（至少 10°）
  - 站立、步行：踝背屈（至少可达中立位或背屈超过 10°）

■ 四肢瘫痪患者需要肌腱效应以完成功能性抓握和持物

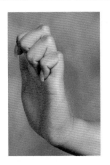

■ 患者必须要保持腘绳肌足够的长度（髋关节屈曲需达到 90°，膝关节屈曲至少 110°）才能穿衣和转移

关节活动范围评定量表			
关节	所需 ROM	结果（右侧）	结果（左侧）
肩关节伸展	> 50°		
髋关节伸展	> 10°		
髋关节屈曲	> 90°		
膝关节伸展	> 110°		
踝背屈	> 中立位		

反射完整性

注意事项

■ 患者可能会在伤后数日到数周内呈现反射消失状态（受伤节段以下所有腱反射均消失，肛周反射也消失）

注意事项

■ 肌张力
■ 腱反射
■ 阵挛

可能的结果

- 颈胸腰段损伤的患者损伤以下节段可能会有痉挛、阵挛和腱反射亢进
- 马尾神经损伤患者可能表现出肌力低下

自我照护和家庭管理
评估

- 评估床面的活动能力（翻身，仰卧位的上、下移动，仰卧位到坐位转换，长坐位的侧方移动）
- 评估移乘能力，包括：头、躯干、髋关节的协同能力，移乘的独立程度，移乘板，调整后的站立位重心，站立位重心，向前坐起等
- 物理治疗师必须告知患者转移的平面，包括独立驾车患者的上、下车的移乘方式
- 评估患者在使用或不使用辅助、适应性器具、矫形器、保护和支持性器具时的 ADL、IADL 能力
- 评估自我照护和家庭管理的安全性
- 使用功能独立性评定（http://www.tbims.org）
- 评估大小便控制能力（参见第二章）

可能的结果

- 在脊髓休克期或骶反射弧（S2～S4）受损时出现反射性膀胱；膀胱充盈导致漏尿
- 脊髓休克期过后或骶反射弧完整时会出现反射性膀胱排空；在进行剧烈运动时可能会使膀胱排空（如垫上锻炼或转移）

感觉完整性
注意事项

- 如患者有颅脑损伤，则需评估患者的皮质觉和复合觉

评估

- 测定精细触觉、振动觉和关节位置觉

可能的结果

■ 脊髓后索综合征患者可能会有关节位置觉和精细触觉的缺失

通气和呼吸

注意事项

■ 膈神经（C3~C5）支配膈肌
■ T1~T12 支配肋间肌
■ T6~T12 支配腹肌

评估（参见第二章）

■ 使用听诊器检查各肺叶（肺段）的呼吸音
■ 使用肺活量计评估仰卧位、坐位和站立位的潮气量、肺活量
■ 评估呼吸肌肌力和呼吸模式
■ 评估咳痰能力
■ 查看血气分析图
■ 使用脉搏血氧仪检测血氧水平

可能的结果

■ 由于肺活量下降导致患者说话音量小
■ 潮气量、肺活量下降
■ 呼吸肌肌力下降
■ 辅助呼吸肌参与呼吸
■ 咳痰能力下降

工作、生活融入

评估

■ 评估在有或无轮椅、改装汽车和矫形器辅助下回归工作、学校、社区和娱乐休闲活动的能力
■ 评估抵达工作场所、学校、社区和娱乐休闲场所的能力
■ 评估患者在工作场所、学校、社区和娱乐休闲场所的安全性
■ 使用 Craig 残疾评估和报告技术（http://www.tbims.org/combi/chart/index.html）

■ 可以参考美国劳工部提供的就业安置指导方针评估重返工作的可能性（http://www.dol.gov/dol/topic/disability/ada.htm）

疾病特异性测试和测量

ASIA 残损分级		
分级	分型	损伤程度
A	完全型	S4～S5 节段无运动或感觉保留
B	不完全型	受损以下部位包括 S4～S5 节段有感觉保留，但无残存运动
C	不完全型	受损以下部位有运动功能保留，但超过半数关键肌肌力 < 3 级
D	不完全型	受损以下部位有运动功能保留，超过半数关键肌肌力 > 3 级
E	正常	感觉和运动功能正常

惠允引自：American Spinal Injury Association: International Standards for Neurological Classification of Spinal Cord Injury, revised 2002; Chicago, IL.

如需 ASIA 指南，请访问 http://davisplus.fadavis.com

部分保留带

　　如果患者受损节段以下有运动和感觉功能保留，但 S4～S5 节段无运动和感觉残留，则受损以下部位运动和感觉完整的区域被称为"部分保留带"

药物			
适应证	通用名	商品名	常见的不良反应
损伤即刻出现的二次损伤	甲泼尼龙	美卓乐、甲强龙	短期使用很少发生不良反应
痉挛	巴氯芬	力奥来素	困倦、乏力、眩晕
	丹曲林	丹曲洛林	困倦、乏力、眩晕
	替扎尼定	替扎尼定	眩晕、胃肠道症状
	A 型肉毒杆菌毒素	保妥适、丽舒妥、BT-A	肌张力低下、乏力
深静脉血栓	华法林	可迈丁、詹托文、马雷文、瓦兰	异常出血、排气和疲劳感
	肝素	肝素	异常出血、月经过多、易擦伤
弛缓性膀胱	氯贝胆碱	乌拉胆碱	胃部不适、眩晕、多汗
痉挛性膀胱	溴丙胺太林	普鲁本辛	口干、眩晕、困倦
	奥昔布宁	尿多灵、迪特罗潘 XL	口干、眩晕、便秘
	托特罗定	托特罗定	口干、腹痛、便秘
尿路感染	环丙沙星	西普罗	胃肠道刺激
异位骨化	依替膦酸钠	帝罗奈	恶心、胃部不适、关节痛

参考文献

第三章：儿科疾病

1. Bax M, Goldstein M, Rosenbarum P, et al. Proposed definition and classification of cerebral palsy. *Dev Med Child Neurol*. 2005;47:571–576.

2. Rimmer JH. Physical fitness levels of persons with cerebral palsy. *Dev Med Child Neurol*. 2001;43:208–212.

3. Committee on Injury and Poison Prevention. Injuries associated with infant walkers. *Pediatrics*. 2001;108:790–792. Available at: http://pediatrics.aappublications.org/cgi/reprint/108/3/790.pdf. Accessed March 7, 2007.

4. American Psychiatric Association. *Diagnostic and Statistical Manual of Mental Disorders*. 4th ed. Washington DC: American Psychiatric Association; 1994.

5. National Institute of Neurological Disorders and Stroke. Available at: http://www.ninds.nih.gov/disorders/epilepsy/epilepsy.htm. Accessed June 16, 2008.

6. Ager S, Fyfe S, Christodoulou J, Jacoby P, Schmitt L, Leonard H. Predictors of scoliosis in Rett Syndrome. J Child Neurol. 2006;21(9):809–813.

第四章：中枢神经系统非进展性疾病

1. Gordon NF, et al. Physical activity and exercise recommendations for stroke survivors. *Circulation*. 2004;109:2031–2041.

2. Fugl-Meyer AR, Jaasko L, Leyman I, Olsson S, Steglind, S. The post stroke hemiplegic patient. A method for evaluation of physical performance. *Scand J Rehabil Med*. 1975;7:13–31.

3. McCrory P, Johnston K, Meeuwisse W, et al. Summary and agreement statement of the 2nd International Conference on Concussion in Sport, Prague 2004. *Clin J Sport Med*. 2005:15(2);48–55.

第五章：中枢神经系统进展性疾病

1. NCI. Adult brain tumors (PDQ®): treatment. National Cancer Institute Web site. August 6, 2007. Available at: http://www.cancer.gov/cancertopics/pdq/treatment/adultbrain/hcalthprofessional. Accessed August 6, 2007.

2. USDHHS. Guidelines for the use of anti-viral agents for HIV-1-infected adults and adolescents. National Institute of Health Web site. October 10, 2006. Available at: http://aidsinfo.nih.gov/ContentFiles/AdultandAdolescentGL.pdf. Accessed August 15, 2007.

3. Factor SA, Weiner WJ. Hyperkinetic movement disorders. In: Weiner WJ, Goetz CG, eds. *Neurology for the Non-Neurologist*. 5th ed. Baltimore, MD: Lippincott Williams & Wilkins; 2004:175–184.

4. CDC. Learn about Lyme disease. Centers for Disease Control and Prevention Web site. June 18, 2007. Available at: http://www.cdc.gov/ncidod/dvbid/lyme/index.htm. Accessed August 23, 2007.

5. Calabresi PA. Multiple sclerosis. In: Weiner WJ, Goetz CG, eds. *Neurology for the Non-neurologist. 5th ed*. Baltimore, MD: Lippincott Williams & Wilkins; 2004:113–137.

6. Weiner WJ, Shalman LM. Parkinson's disease. In: Weiner WJ, Goetz CG, eds. *Neurology for the Non-Neurologist*. 5th ed. Baltimore, MD: Lippincott Williams & Wilkins; 2004:138–154.

第六章：周围神经损伤

1. Bensalem MK, Berger JR. Neurologic complications of human immuno deficiency virus infection. In: Weiner WJ, Goetz CG, eds. *Neurology for the Non-neurologist*. 5th ed. Baltimore, MD: Lippincott Williams & Wilkins; 2004:510–531.

2. USDHHS. Guidelines for the use of anti-viral agents for HIV-1-infected adults and adolescents. National Institute of Health Web site. October 10, 2006. Available at: http://aidsinfo.nih.gov/ContentFiles/AdultandAdolescentGL.pdf. Accessed August 15, 2007.

3. Fisher MA. Peripheral neuropathy. In: Weiner WJ, Goetz CG, eds. *Neurology for the Non-neurologist*. 5th ed. Baltimore, MD: Lippincott Williams & Wilkins; 2004:215–234.

4. Peul WC, van Houwelingen HC, van den Hout WB, et al. Surgery versus prolonged conservative treatment for sciatica. *N Engl J Med*. 2007; 356:2245–2256.

5. NINDS. Carpal tunnel syndrome fact sheet. National Institute of Neurological Disorders and Stroke Web site. February 12, 2007. Available at: http://www. ninds.nih.gov/disorders/carpal_tunnel/detail_carpal_tunnel. htm. Accessed September 12, 2007.

6. Epley JM. The canalith repositioning procedure: for treatment of benign paroxysmal positional vertigo. *Otolaryngol Head Neck Surg*. 1992; 107:399–404.

第八章：脊髓损伤

1. American Spinal Injury Association. International Standards for Neurological Classification of Spinal Cord Injury, revised 2002; Chicago, IL.

2. Lynch SM, Leahy P, Barker SP. Reliability of measurements obtained with a modified functional reach test in subjects with spinal cord injury. *Phys Ther*. 1998; 78:128–133.

索引